Medicina psicodélica al final de la vida

Morir sin miedo

Dr. Richard Louis Miller

Medicina psicodélica al final de la vida

Morir sin miedo

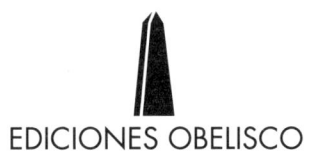

EDICIONES OBELISCO

Colección Esoterismo
MEDICINA PSICODÉLICA AL FINAL DE LA VIDA
Dr. Richard Louis Miller

1.ª edición: noviembre de 2025

Título original: *Psychedelic Medicine at the End of Life*

Traducción: *David George*
Corrección: *M.ª Ángeles Olivera*
Diseño de cubierta: *Enrique Iborra*

© 2024, Richard Louis Miller.
Libro publicado por acuerdo con Inner Traditions Inc.,
a través de la agencia International Editors and Yañez' Co.
© 2025, Ediciones Obelisco, S. L.
(Reservados los derechos para la presente edición)

Edita: Ediciones Obelisco, S. L.
Collita, 23-25. Pol. Ind. Molí de la Bastida
08191 Rubí - Barcelona - España
Tel. 93 309 85 253
E-mail: info@edicionesobelisco.com

ISBN: 978-84-1172-338-1
DL B 14844-2025

Impreso en los talleres gráficos de Romanyà/Valls S. A.
Verdaguer, 1 - 08786 Capellades - Barcelona

Printed in Spain

Prefacio

Rick Doblin, doctorado

En 1972, el mismo año en que el doctor Richard Louis Miller, mi amigo y colega, estaba fundando el Health Sanctuary en Wilbur Hot Springs, yo era un estudiante universitario de primer curso, de dieciocho años, que estaba teniendo sus primeras experiencias transformadoras con la LSD y la mescalina. Aunque es difícil describirlo con palabras, esos viajes me abrieron los ojos a una interconexión subyacente profunda: la revelación de que nuestra consciencia individual forma, meramente, parte de algo mucho más vasto y primordial.

El libro del doctor Miller *Medicina psicodélica al final de la vida* llega en un momento crucial para explorar cómo podemos aplicar estas potentes medicinas a una de las experiencias humanas más universales: la muerte. A lo largo de seis décadas de práctica y de conocimientos personales, su trabajo pone énfasis en la importancia de las discusiones abiertas en torno a la muerte como forma de reducir el sufrimiento. Richard cuestiona las fuerzas culturales que han generado el miedo a la muerte y defiende la aceptación de la muerte como otra parte del ciclo de la vida.

Esta perspectiva resuena con lo que he visto: que crear espacios de consciencia para la preparación puede cambiar la forma en la que nos identificamos con la mortalidad.

Mis experiencias psicodélicas durante mi adolescencia revelaron lo que reconocí como antídotos potenciales contra los males más perniciosos de esta sociedad: el tribalismo, el prejuicio y fundamentalismo. Las fronteras de la identidad y la ideología parecían disolverse en presencia de esa esencia indivisible de la que todos emanamos. Intuí que una adopción más amplia de tales perspectivas unitivas podría catalizar cambios profundos en la forma en la que nos relacionamos con nosotros mismos, los unos con los otros y con nuestro precioso planeta.

En las décadas que hace que he visto de primera mano cómo las sustancias psicodélicas pueden facilitar cambios y aperturas psicológicos profundos, uno de los casos más memorables fue en 1984, organizando una sesión con MDMA para un amigo íntimo cuya pareja estaba muriendo debido al cáncer. En esa época, yacía consumido por la niebla provocada por los opiáceos, incapaz de reunir la claridad para una conexión significativa final.

La MDMA hizo sinergia con los analgésicos de una forma inesperada: en lugar de exacerbar el estupor, incrementó su cognición hacia un estado sorprendentemente lúcido. Con una presencia profunda, fue capaz de compartir unas palabras de despedida y cierres emocionales con su pareja. Falleció sólo tres días después, y esa experiencia fue una de las más preciosas y fundamentalmente importantes que compartieron.

Me sorprendió entonces que, si las sustancias psicodélicas podían ofrecer una elegancia conmovedora a los moribundos, esta piedra angular de la vida podría, de hecho, ser uno de sus dominios más sagrados de potencial sanador. Con demasiada frecuencia, la aversión de nuestra cultura a la mortalidad genera amargura al final de la vida, robándole a los moribundos y a sus familias poder apreciar bien el viaje, arreglar las cosas, conseguir el cierre y prepararse para los ritos de paso finales con una aceptación honesta.

No expongo tales posibilidades meramente como forma de filosofar hipotética. Las investigaciones clínicas procedentes de instituciones que trabajan para traer las sustancias psicodélicas a través de canales científicos y médicos modernos, como la organización sin ánimo de lucro que fundé en 1986 y de la cual soy presidente actualmente, la Asociación Multidisciplinar de Estudios Psicodélicos (Multidisciplinary Association for Psychedelic Studies, o MAPS), han demostrado la destacable eficacia de los fármacos psicodélicos para tratar formas de angustia, como el trastorno de estrés postraumático (TEPT), que suelen sufrir muchas personas que se encuentran en el proceso de morir.

Los ensayos de fase 3 de la MAPS vieron que la terapia asistida por MDMA ayudaba a dos terceras partes de los participantes con un TEPT a no cumplir ya con los requisitos para un diagnóstico de TEPT y a desarrollar una relación más abierta y de agradecimiento con la vida.

La psilocibina y la LSD han mostrado unos resultados igualmente sorprendentes en ensayos clínicos que trataban la ansiedad y la depresión en pacientes con un cáncer terminal. Unos novedosos estudios de diagnóstico por imagen han revelado que estos estados poco comunes de consciencia surgen de un mecanismo neurológico preciso: la desactivación de la «red neuronal por defecto» del cerebro: el sistema de circuitos neuronales que construye nuestra sensación de ser un yo con una narrativa distinta, diferente de los demás y de nuestro entorno.

Estos hallazgos han catalizado un interés científico que se está expandiendo rápidamente en cuanto a la capacidad de las sustancias psicodélicas para intervenir en los patrones firmemente arraigados en los humanos de evitación existencial, ansiedad con respecto a la muerte y autoalienación. Parece que nuestra consciencia puede estar más fundamentalmente entremezclada con estos potenciales unitivos de lo que habíamos reconocido anteriormente, con las sustancias psicodélicas sirviendo a modo de llaves únicas para desbloquear estos dominios expansivos de la experiencia de forma fiable.

Por supuesto, abrirse camino por estas aguas requiere de un cuidado consumado y de integridad ética. Estas no son, simplemente, terapias nuevas que prescribir desenfadadamente como los medicamentos del talonario de recetas de un médico. Debemos crear unos contextos terapéuticos integrados que abarquen el viaje en sí y el respaldo a la integración a largo plazo. Esto implica fomentar entornos imbuidos de confianza, seguridad y sabiduría para ayudar a la gente a asimilar los conocimientos que puedan surgir. *Medicina psicodélica al final de la vida* nos proporciona detalles concretos sobre lo que se sabe (y sobre lo que no se sabe) acerca del uso de los medicamentos psicodélicos durante esta etapa de transición de la vida.

Otra dimensión vital es la forma en la que fomentamos contextos comunitarios en los que las revelaciones y los conocimientos obtenidos mediante estos viajes interiores puedan desentrañarse con consideración, sintetizarse a través de la poesía y el arte, y entretejerse en el tejido vívido de la experiencia cotidiana. Nuestra capacidad para darnos cuenta del potencial transformador de las sustancias psicodélicas para todo nuestro viaje humano, incluyendo la muerte, depende de cultivar estos espacios para su integración emocional profunda. El trabajo del doctor Miller señala el camino hacia la construcción de estos contextos con sabiduría y cuidado.

Ningún proceso humano es más perfecto para tal ternura y percepción consciente que las transiciones finales que todos debemos llevar a cabo un día. A lo largo de la historia, las grandes tradiciones espirituales y de sabiduría han reconocido la profunda importancia de proceso de la muerte y han desarrollado complejos rituales, prácticas y formas de arte para facilitar el tránsito desde la vida hacia la muerte. Ahora están surgiendo prácticas que implican el uso de terapias psicodélicas legales para proporcionar una perspectiva moderna de este proceso humano ancestral: complementar la sabiduría de las tradiciones antiguas con conocimientos procedentes de las investigaciones clínicas para el establecimiento de contextos terapéuticos óptimos.

Si podemos integrar estas poderosas herramientas en nuestro sistema médico establecido de una forma holística (como complementos de los cuidados paliativos, la gestión del dolor, el asesoramiento familiar y el procesamiento existencial), creo que disponemos de una extraordinaria oportunidad frente a nosotros. En lugar de recurrir por defecto a una angustia existencial y emocional innecesaria al final de la vida, podrían abrirse unas visiones completamente nuevas en cuanto a cómo nos relacionamos con la mortalidad como individuos, familias y cultura. Mediante una preparación reflexiva y cuidando diestramente del propio terreno de la consciencia, podemos gestionar nuestros ritos de paso finales no meramente como finales, sino como despertares elegantes hacia otros campos de perspectiva que afirman nuestra continuidad definitiva más allá de las formas físicas que hemos asumido temporalmente.

Nuestras historias y mapas espirituales más antiguos han insinuado, desde hace mucho, las revelaciones sanadoras que pueden florecer a través de la expansión de la consciencia. Ahora podemos darnos cuenta de este potencial de una forma que puede transformar nuestra relación con el gran viaje que todos estamos emprendiendo. *Medicina psicodélica al final de la vida,* del doctor Miller, es una contribución oportuna e importante a este renacimiento en desarrollo, ofreciendo orientación sobre cómo podemos aportar corazón, ética y cuidados diestros a la etapa final de la existencia humana.

RICK DOBLIN, DOCTORADO, es el presidente de la Asociación Multidisciplinar de Estudios Psicodélicos (Multidisciplinary Association for Psychedelic Studies, o MAPS), una organización sin ánimo de lucro fundada en 1986 con el fin de desarrollar contextos legales para los usos beneficiosos de las sustancias psicodélicas como fármacos con receta. Su propio objetivo personal es el de acabar convirtiéndose en un terapeuta psicodélico legalmente autorizado.

Prólogo

El desacreditado presidente de Estados Unidos Richard Nixon declaró lo que él llamó la guerra contra las drogas en 1972. Tal y como le dijo John Erlichman, el asesor más cercano a Nixon, al reportero Dan Baum, de la revista *Harper's,* años después, en 2016:

> Sabíamos que no podíamos ilegalizar estar contra la guerra o contra los negros, pero haciendo que la gente relacionara a los *hippies* con la *marihuana* y a los negros con la heroína, y luego criminalizándolas intensamente, podíamos afectar a esas comunidades. Podíamos arrestar a sus líderes, hacer redadas en sus casas, interrumpir sus reuniones y vilipendiarlos noche tras noche en las noticias vespertinas. ¿Sabíamos que estábamos mintiendo con respecto a las drogas? Por supuesto que lo sabíamos.

Nunca hubo una guerra contra las drogas. En realidad, hubo una guerra contra las personas de color y contra aquellas llamadas *hippies*. Ambos grupos, sus familias y todos nosotros hemos sufrido con esta guerra contra las personas. ¿Qué piensas de un presidente así? Nuestro presidente criminal, Richard Nixon, fue una advertencia de alerta máxima para todos nosotros en relación con el tipo de persona que elegimos para que ocupe el cargo más elevado en nuestro país. La historia, desde Julio César, releva lo rápida y fácilmente que una república puede convertirse en una dictadura. Durante décadas, la guerra contra las drogas de Nixon hizo que resultara casi imposible realizar investigaciones científicas sobre medicamentos psicodélicos. Cantidades ingentes de trámites burocráticos y unas duras penas por actividades delictivas ahuyentaron a la mayoría de los investigadores de su estudio científico.

Sin embargo, incluso en esta atmósfera totalitaria, seguía habiendo un pequeño número de estudios rigurosamente diseñados sobre medicamentos psicodélicos autorizados, llevados a cabo por científicos amables pero insistentes y valientes en cuanto a su trayectoria profesional, casi todos los cuales apareen en este libro y en mi obra de 2017 *Psychedelic medicine: The healing powers of LSD, MDMA, psilocybin, and ayahuasca.* Me complace que la ciencia psicodélica haya avanzado lo suficiente como para poder compartir en qué consiste este libro: en la medicina psicodélica al final de la vida.

Tenemos suficientes pruebas definitivas de los beneficios psicotrópicos y espirituales de ciertas sustancias psicodélicas para garantizar su clasificación como medicinas. La ciencia psicodélica y aquellos de nosotros que defendemos la ciencia hemos llegado muy lejos, pero el camino que queda por delante es todavía más largo. Me parece bastante raro estar diciendo estas palabras aquí, en Estados Unidos, que crecí creyendo que era un faro de libertad para nuestro planeta, sólo para encontrarme con que no somos distintos de cualquier país en el que la corrupción política gobierne por encima de la ciencia.

Presta atención: sólo porque estemos experimentando lo que se está llamando, optimistamente, un renacimiento científico o incluso un renacimiento psicodélico, no significa que seamos libres para respirar el aire de la libertad. Seamos conscientes de que incluso la marihuana, de la que no hay pruebas fiables de que provoque sobredosis fatales, sigue siendo ilegal a nivel federal (con más de trescientos mil arrestos por posesión en 2020), mientras que los cigarrillos, que son responsables de más de 480 000 muertes, y el alcohol, con 140 000 fallecimientos, son legales. ¿Te parece eso racional? Ciertamente, a mí no me parece racional. Y si nuestras leyes no se basan en la racionalidad y en la ciencia, ¿en qué se basan? ¿Estamos viviendo según el capricho de aquellos que hacen de su trayectoria profesional ser elegidos para altos cargos? Y si es así, ¿queremos seguir viviendo de este modo? Desde luego, los que somos blancos podemos avanzar sin que nos afecte la corrupción racista, pero ¿durante cuánto tiempo deseamos avanzar cuando el mismísimo aire que todos compartimos y respiramos se ve reprimido por políticos profesionales de mente estrecha que se ganan la vida presentándose a candidaturas como políticos? Si eres una persona de color, ¿quieres ser considerado sospechoso o un objetivo cada vez que salgas de casa?

Nuestra lección clara es que si (y cuando) volviésemos a elegir a un tipo como Nixon para un altísimo cargo en nuestro gobierno, podríamos ver, rápidamente, cómo retroceden muchas de las leyes humanitarias junto con la investigación científica. El fuego del infierno y el azufre está a sólo unas elecciones de distancia.

Este libro sirve a modo de referencia para aquellos que estén pensando en el uso de sustancias psicodélicas y también como intensa señal de advertencia para todos los estadounidenses. Cuando un criminal como Nixon fue capaz de engañarnos a «nosotros, el pueblo» para que le eligiéramos como presidente, incontables vidas fueron destruidas, los científicos se vieron bloqueados en cuanto a la realización de experimentos sobre los potenciales beneficios medicinales de ciertas plantas, hongos y sustancias químicas de laboratorio, y al público se le negó el acceso a medicamentos que se demostró que eran superiores a lo que sigue estando disponible en la actualidad. Este último asunto es quizás el más crítico. A millones de estadounidenses y a gente de todo el mundo se les ha negado el acceso a medicinas psicodélicas que ya se ha demostrado que son beneficiosas y que cuentan con unos márgenes de seguridad bien establecidos.

Una de nuestras tareas más importantes como ciudadanos es ser siempre conscientes de aquellos a quienes elegimos para que nos lideren como personas.

En las palabras atribuidas al gran héroe estadounidense Thomas Jefferson: «La vigilancia eterna es el precio de la libertad».

PRIMERA PARTE

LA PROPUESTA DE LAS SUSTANCIAS PSICODÉLICAS AL FINAL DE LA VIDA

CAPÍTULO 1
La muerte del ego

UN ROCE CON LA MUERTE EN LA CARRETERA

«Quédate conmigo. Llama a un helicóptero. Voy a vivir».

Tirado sobre un pavimento frío y negro, abrí los ojos lentamente.

Lo que había empezado siendo otro paseo corriente en motocicleta un domingo por la mañana se convirtió en una carrera contrarreloj para llegar desde mi ubicación remota, cerca de Bodega Bay, en la costa norte de California, hasta el hospital más cercano, en Santa Rosa (California), a unos cincuenta kilómetros de distancia.

Justo unos momentos antes, había tomado una curva del serpenteante trazado de la Carretera 1 y sufrí un impacto de frente contra una autocaravana grande que había invadido mi carril. La autocaravana me pasó completamente por encima de las piernas, aplastándolas. Entonces, en el transcurso de algunos minutos, hice las paces con mi inminente muerte para acabar con el ofrecimiento de una vida renovada, que acepté con gratitud.

Mi primer recuerdo tras el impacto fue estar tirado en la carretera con los ojos cerrados, viendo una brillante luz roja parpadeante en mi pantalla interior. Sirenas de alarma llenaban mi consciencia.

Intenté levantar mi pierna izquierda y mi pie izquierdo se elevó y me golpeó en la cara. La mitad inferior de mi pierna, por debajo de la rodilla, parecía completamente cercenada de la mitad superior. Lo mismo le pasaba a mi pierna derecha.

Me volví consciente de estar sufriendo un gran *shock* y también de la necesidad de estabilizarme si quería vivir.

Inmediatamente, empecé a llevar a cabo unos bien practicados ejercicios de respiración diafragmática para conseguir una cierta homeostasis y así evitar entrar todavía más en *shock* y perder la consciencia. Sabía que regular mi suministro de oxígeno era crucial. Estirado boca arriba, con los ojos cerrados, estaba respirando y viendo las luces rojas parpadeantes en mi consciencia mientras parecían hacerse más potentes e insistentes.

Mientras respiraba lenta e ininterrumpidamente desde mi abdomen, hice un *flashback* hacia mi formación en el Esalen Institute en la década de 1960 (unos veinte años antes), donde aprendí, de Bernie Gunther, Gia Fu Feng, Charlotte Selver y Charles Brooks a regular mi respiración y así autorregular mis emociones. A lo largo de los años practiqué el control de la respiración regularmente, asimilando la técnica de la respiración en mi ser, para regular mis emociones y tener las respuestas involuntarias de mi cuerpo bajo mi control consciente. Esta vez estaba usando el control de la respiración diafragmática para mantener a raya una respuesta de estrés involuntaria que amenazaba con quitarme la vida.

La hiperventilación (una respuesta normal frente a un traumatismo corporal grave) me habría desestabilizado todavía más y me habría hecho entrar en un *shock* más profundo, momento en el cual probablemente habría perdido el control consciente de mi respiración y de todo lo demás.

Mientras estaba ahí tirado respirando, pude verme a la deriva, fuera de mi cuerpo y hacia el universo.

Asumí que ése era el final e hice las paces con esa posibilidad. Después de haberme reconciliado con lo que llamamos muerte durante mi primera experiencia con la LSD en 1965, no tenía miedo ni estaba ansioso. Me dejé ir, y mientras me relajaba me vi, una vez más, yendo a la deriva hacia la oscuridad del universo.

Pensé: «De acuerdo, ha llegado el momento. Me estoy despidiendo».

Mientras abandonaba mi cuerpo, el dolor de mis piernas aplastadas se desvaneció por completo. Tuve la sensación de existir sin un cuerpo físico. No había luz al final del túnel. Todo era simplemente grande y oscuro, como dormir sin sueños. A continuación, tuve una visión de mí mismo sentado, sujeto con correas a una silla de ruedas, con una manta sobre mis piernas, reuniéndome con un paciente en mi consulta.

Una voz profunda surgió del interior del universo y me dijo: «Todavía puedes hacer una contribución».

Cuando oí esta voz, todo cambió. Sentí cómo se me llenaban los ojos de lágrimas: todavía podía a hacer una contribución. Seguía teniendo valor. Le di la vuelta a la situación y me vi regresando de la gran oscuridad; volviendo del abismo; de vuelta al pavimento frío y duro y a las oleadas de dolor.

A todo mi alrededor, mis compañeros moteros estaban gritando.

Como si fuera una escena de las películas, simplemente seguían chillando:

—¡Abre los ojos! ¡Abre los ojos!

Así que abrí los ojos y les dije que llamaran a un helicóptero.

—Voy a conseguirlo –dije.

LA PRIMERA MUERTE DEL EGO (MÍCHIGAN, 1965)

En este libro compartiré mis experiencias personales a lo largo de un período de cincuenta y nueve años, además de las últimas investigaciones que muestran cómo las sustancias psicodélicas pueden transformar la relación de la gente con la muerte ayudándola a superar la ansiedad, el miedo y la depresión y a abrazar la vida más plenamente.

Hay una inscripción que hace eco en mí encima de la puerta del monasterio de san Pablo en el monte Athos, en Macedonia, en el norte de Grecia, que data del siglo x. Dice:

«Si mueres antes de morir, no morirás cuando mueras».

Varias décadas después de que la autocaravana me atropellara, una experiencia temprana con las sustancias psicodélicas me había aportado la primera previsualización de la muerte (un ensayo general, por así decirlo), que me preparó para mis muchos roces subsiguientes con ella.

Hubo una ocasión en la que casi me despeño por un acantilado. Estaba siguiendo a dos jóvenes motociclistas en mi motocicleta BMW

R1000 Paris-Dakar, camino de una reunión de moteros de BMW. Mientras tomaba una curva empinada, pasé por una zona de piedras sueltas y perdí el control de la motocicleta. Salí disparado por encima de la moto, en dirección hacia el borde del precipicio. Vi el rostro de un anciano con barba frente a mí y oí un gruñido rugiente salir de mí desde una gran profundidad.

Acabé cayendo en el borde del barranco, con la parte superior de mi cuerpo colgando sobre el abismo y mis pesadas piernas manteniéndome sujeto al suelo. La moto estaba a mi lado, con una rueda sobre el acantilado. Me levanté, tomé la moto y seguí circulando con la clavícula fracturada.

Sin embargo, la experiencia que más destaca de entre todos mis encuentros con la muerte fue la primera bajo la influencia de la LSD (dietilamida del ácido lisérgico). En ningún momento de esta experiencia psicodélica estuve en peligro de morir realmente y, pese a ello, me proporcionó lo más cercano a la experiencia real de mi propia muerte. La muerte del ego no debe confundirse con la muerte física, pero podemos aprender mucho sobre la segunda a partir de la primera.

En esa época, en la segunda mitad de la década de 1960, enseñando sobre la vida en la Universidad de Míchigan en Ann Arbor, parecía como una escena sacada de la comedia de situación televisiva *Ozzie and Harriet*. Todo el personal docente parecía querer un teléfono rosa como el de una princesa, una cerca blanca de madera y dos coches en el garaje. Los lugareños creían que si trabajabas para Ford o General Motors eras feliz como una perdiz. La vida en el campus en aquellos tiempos consistía en ir a los partidos de fútbol americano tras hacer cola temprano por la mañana para conseguir un buen asiento y beber cerveza en la taberna local.

Eso fue antes del verano del amor y bastante antes de Nixon y la llamada guerra contra las drogas. Con mi vida feliz en el Medio Oeste de Estados Unidos, sabía poco sobre lo que estaba pasando en Haight-Ashbury en 1966, y no creo que mucha otra gente lo supiera. Llevaba el cabello corto y mi uniforme de trabajo era lo que pensaba que consistía en una vestimenta adecuada: un traje con chaleco de tejido de espiga. El movimiento contracultural o *hippy* todavía no había llegado, excepto por pequeños destellos.

Debido a la estrecha relación entre los departamentos de psicología de las universidades de Míchigan y Harvard, me volví consciente de las investigaciones científicas sobre la psicodelia que habían sido llevadas a cabo por Timothy Leary y Richard Alpert antes de que fueran despedidos de la Universidad de Harvard en 1963. Obtuve la famosa revisión de Leary del Libro tibetano de los Muertos, que me inspiró a realizar mi propio experimento siguiendo la antiquísima tradición de los científicos que se usaban a sí mismos como sujetos de los experimentos. En la parte posterior de libro de Leary y Alpert había una referencia a un método para extraer sustancias psicoactivas de las semillas de las campanillas azules o blancas (*poema tricolor*).

De acuerdo con las indicaciones de Leary, y junto con Alan Pinsince, un amigo íntimo mayor, ingerí cuatrocientas semillas ricas en LSA de campanilla azul (plantas con flores de la familia Convolvulaceae que contienen ciertos hongos del género *Periglandula*). El simple hecho de hacer pasar por mi garganta esta gran cantidad de semillas de campanilla fue algo bastante desafiante y es algo que difícilmente recomendaría. Tragarme las cuatrocientas semillas fue sólo el principio. Esta experiencia cambió el devenir de mi vida.

En un cierto momento durante la experiencia en el que me sentí asustado, me pasó un pensamiento por la mente: «¿Y si hubiera algún tipo de adulterante en lo que había tomado?».

No había obtenido las semillas de un laboratorio.

Al cabo de una hora desde el inicio de la experiencia, empecé a pensar para mis adentros: «Me estoy muriendo de verdad».

La parte más amedrentadora fue sentir como si fuera a morir en cuanto me dejara ir. Sin embargo, una voz de sabiduría en mí dijo: «Si vas a morir, vas a morir, y no hay nada que puedas hacer. Simplemente déjate ir y permite que suceda».

Por lo tanto, me dejé ir y permití que «eso» sucediera por primera vez. He hecho «eso» más de una vez, y cada vez que lo hago siempre intento dejarme ir y permitir que «eso» suceda de nuevo.

¿Qué es este misterioso «eso» que muchos han llamado la muerte del ego? Después de dejarme ir, me encontré en un estado de consciencia sin un cuerpo. Aunque seguía siendo consciente, me sentí unido a todo en el universo. Estaba teniendo una experiencia trascendente.

No tenía ninguna sensación procedente de mi cuerpo físico, y mis ojos estuvieron cerrados todo el tiempo, de forma muy parecida a la experiencia cercana a la muerte que tuve tirado en la carretera tras el accidente de moto. No tenía conciencia de la habitación ni de nada material que estuviera a mi alrededor. Era como si fuera un ser de luz electromagnética.

Desde entonces, me he identificado con los cuadros de Alex Grey que muestran a seres electrificados. Esa experiencia de lo que se llama la muerte del ego cambió mi visión de la muerte y la vida.

En cuanto experimenté la consciencia separada de mi cuerpo, me abrí a la posibilidad de que cuando realmente muera físicamente, puede que siga conservando alguna forma de consciencia.

Durante ese viaje, retrocedí en el tiempo. Observé a pequeños grupos de gente por todo el mundo creciendo y evolucionando, desde las cuevas hasta aldeas, luego pueblos y después convirtiéndose rápidamente en ciudades. Vi cómo estas ciudades se transformaban en áreas feudales y finalmente en reinos y países. Era como ver una película en cámara rápida que mostraba el progreso y el desarrollo de la cultura. Vi países aliándose con otros países y convirtiéndose en uniones políticas mayores hasta que todo el mundo quedó unificado.

Experimenté una sensación de un sentimiento que todo lo abarcaba de interconexión con cada ser humano y con todo en el planeta. Me cambió de vernos como viviendo en el planeta a vernos formando parte del planeta. Nuestro planeta ya no era una bola en la que nos encontramos, sino más bien un organismo del que formamos parte y en el que estamos integrados.

Antes de esta experiencia, había creído que la muerte era como quedarse dormido sin soñar. Sin embargo, me volví plenamente consciente de que la muerte quizás no fuera el final y que es algo que debemos aceptar y no temer. A partir de esta experiencia inicial fue fácil ver que, como terapeutas, podíamos proporcionar a la gente experiencias similares antes de la muerte para ayudarla a aclimatarse y a aceptar que la muerte forma parte de nuestro proceso de desarrollo y que no es algo que debamos temer.

Mi primera experiencia psicodélica sirvió a modo de educador monumental. Desde entonces, a través de mis continuos experimentos psicodélicos y muertes del ego, he aprendido a seguir los consejos de Bill Richards, el legendario científico del campo de la psicodelia, y cuando la situación lo reclama, me dejo morir.

CUANDO EL MÉDICO LLAMA A LA PUERTA

Haciendo un avance rápido hacia cincuenta años después de esa primera experiencia psicodélica, me encontré, una vez más, enfrentado a mi propia mortalidad. Algunos meses después de mi octogésimo segundo cumpleaños, estaba sentado en la consulta de mi médico, sintiéndome sano y optimista. A pesar de la radiante salud que sentía, la visita al galeno fue un severo recordatorio de que comprender nuestro propio bienestar físico requiere de algo más que simples sensaciones positivas: necesita de una profunda zambullida hacia el interior del mundo empírico de los datos médicos.

Disfruto recopilando todo tipo de información fisiológica sobre mí mismo porque me gusta aprender mediante los datos. Me informo regularmente de mi funcionamiento interno a través de análisis de sangre, de lípidos y de otras pruebas como la presión sanguínea, el ritmo cardíaco, el oxígeno en sangre, la temperatura corporal, un ECG (electrocardiograma) y la TFGe (tasa de filtración glomerular estimada).

Durante un examen rutinario del corazón, me informaron de que padecía una insuficiencia cardíaca. Mi ventrículo izquierdo no lograba bombear suficiente sangre oxigenada a mi cuerpo para sostenerlo. El porcentaje de sangre bombeada desde el ventrículo izquierdo con cada latido se llama fracción de eyección. El rango normal de eyección es del 55-70 %. Mi fracción de eyección era del 34 %. Investigué sobre la insuficiencia cardíaca y la gravedad de mi problema, y descubrí que era potencialmente fatal. Me di cuenta de que en cualquier momento mi corazón podría dejar de proporcionar el oxígeno necesario para preservar la vida y yo dejaría de vivir.

Justo antes de esta cita rutinaria de cardiología, presioné a mi dermatólogo con respecto a una mancha persistente en mi sien derecha. Durante más de un año me había dicho que no era nada más que una célula basal, y que para eliminarla la estaba rociando con nitrógeno líquido. No tenía la certeza de que su diagnóstico fuera preciso.

Al final dije:

—Esta mancha no desaparece. Quizás deberíamos tomar una biopsia para que la analicen.

Mientras esperaba los resultados de la biopsia, recibí el diagnóstico de la insuficiencia cardíaca.

Entonces llegaron los resultados de la biopsia: un melanoma nodular maligno.

Al día siguiente, mientras me estaban extrayendo sangre en el hospital para hacerme más pruebas, una enfermera en prácticas le echaba un vistazo a mi historial médico y vi cómo su rostro se ponía rojo como un tomate.

La miré y le dije:

—¿Qué ha pasado? Parece como si estuvieras en *shock*.

Me contestó vacilante:

—Bueno, he visto su diagnóstico. A mi abuela le dieron el mismo diagnóstico hace seis semanas y falleció ayer.

Volví a casa y junto con mi mujer buscamos en Internet información sobre este cáncer concreto. Ciertamente, la forma nodular del melanoma metastático tiene la capacidad de matar en seis semanas, y debido al diagnóstico erróneo, ya llevaba todo un año con este melanoma.

Así que ahí estaba yo, enfrentándome a dos diagnósticos potencialmente fatales. Sospecho que mucha gente en mi situación habría recibido esta noticia como un puñetazo en el estómago. Es comprensible, pero no para mí.

Había vencido al miedo a la muerte con mis primeros experimentos realizados sobre mí mismo.

Para cuando había recibido estos dos diagnósticos de problemas que ponían mi vida de peligro, ya había llegado a la conclusión de que damos demasiada importancia a la muerte, pese a que es simplemente otra parte del proceso natural de desarrollo. Nacemos, vivimos y después morimos. No sabemos de dónde vinimos y tampoco sabemos si hay algo que viene a continuación. Caí en la cuenta de esta perspectiva durante mi primera experiencia con las semillas de campanilla en

1965. Después vi la posibilidad de que nuestra esencia trascienda a la forma física. Mi perspectiva cambió profundamente: ya no consideré a la muerte del cuerpo como el final definitivo. Aunque resultaba emocionalmente devastadora para los seres queridos, la muerte parecía ahora ser, posiblemente, una transición entre formas de ser, la naturaleza de las cuales sigue siendo un misterio para los vivos.

Considerar la muerte simplemente como un giro en nuestra vida me dio una fuerza inconmensurable al enfrentarme a mis propios diagnósticos. Aunque era algo potencialmente estremecedor, recibí la noticia con ecuanimidad gracias a la sabiduría obtenida de mis anteriores experiencias de la muerte del ego. Al enfrentarme a la mortalidad de cara y con frecuencia mediante las sustancias psicodélicas, estaba preparado para abrazar la vida sin verme alterado por su transitoriedad.

Muchas veces me he preguntado a lo largo de mi vida: «¿Cuánto tiempo de mi vida quiero dedicar a ocuparme de mi muerte?».

Mi respuesta es: «Muy poco. Quiero vivir mi vida y luego experimentar mi muerte».

He llegado a especular con que la base fundamental de todos los miedos es el temor a la muerte. Creo que el miedo es malo para la salud tanto física como mental, así que he hecho todo lo que he podido para enfrentarme a mis miedos, exponerme a ellos y evitar vivir con temor.

Con este fin, he encontrado que los medicamentos psicodélicos son una herramienta irreemplazable para buscar el miedo en mi interior, enfrentarme a él, expresarlo y volatilizarlo.

Siempre que me embarco en una misión para encontrar mis miedos y enfrentarme a ellos, regreso, inevitablemente, al miedo a la muerte. Busco constantemente cualquier temor latente que pueda afectarme, y mientras profundizo, siempre está el miedo a la muerte en el fondo.

¿He eliminado para siempre cada ápice de miedo en mi psique relacionado con la muerte? No, pero cuando tenía cincuenta años y la autocaravana me arrolló y aplastó las piernas, tenía mucha práctica enfrentándome a mi miedo a morir.

Después del accidente de moto, me enfrenté al miedo y al estrés postraumático de volver a sufrir daños en una colisión. A pesar de la gravedad del accidente, estaba decidido a no sucumbir a una inclinación generalizada al miedo. Me preocupaba que el traumatismo pudiera provocar un trastorno de estrés postraumático (TEPT). ¿Podría conducir de nuevo por una carretera sin desencadenar una respuesta de miedo? ¿Conduciría una motocicleta de nuevo?

Después de levantarme de la silla de ruedas (que los médicos me dijeron que tendría que usar de por vida) y de aprender a volver a caminar, una de las cosas que hice fue atar con unas correas mis muletas a una moto y regresar al lugar exacto en el que se produjo el accidente. Practiqué tomando la misma curva una y otra vez, a la perfección, hasta que el trauma de la colisión se disipó. Sentí que era importante sanar el trauma y reemplazarlo por un trazado perfecto de la curva. Se podría usar esto como un eslogan para la vida: sana el trauma y reemplázalo por un giro perfecto.

Cuando recibí los dos diagnósticos potencialmente fatales de mi insuficiencia cardíaca y mi melanoma metastásico, permanecí en el momento presente en el que todo en mi sistema estaba funcionando. Seguí con mi rutina cotidiana de ejercicio, alimentación, lectura, hacer el amor, presentar mi programa de radio por Internet (*Mind Body Health & Politics*), escribir libros y pasar consulta con los pacientes.

Mi mantra era el siguiente: mientras sea capaz de continuar con mis actividades, voy a seguir con mi vida cotidiana tal y como es.

En todo caso, la experiencia me motivó a aprovechar cada día con todavía más vigor. Determinado a vivir, también creé un programa especial para intentar arreglar mi corazón deteriorado.

Atribuyo gran parte de mi actitud positiva a mi rica historia de experimentación personal con sustancias psicodélicas. Algunos dicen que estas drogas psicoactivas son simplemente una muleta, o que aportan una solución ilusoria, dando lugar a una especie de resignación beatífica ante nuestro destino final. Este estereotipo es (en mi experiencia) erróneo. Las sustancias psicodélicas han sido los catalizadores para extraer tanta vida de la propia vida como sea posible. He aprovechado cada ocasión de una experiencia cercana a la muerte para redoblar la apuesta sobre este don que se nos ha dado. Después de todo (hasta donde yo sé) sólo tenemos una oportunidad, por lo que va en nuestro propio interés obtener tanto de esta vida como sea posible.

APROVECHAR LOS DÍAS

Todos mis roces con la muerte han tenido algo en común. He superado el desafío, frecuentemente contra todo pronóstico. Puede que el azar haya desempeñado un papel, pero eso no es todo lo que pasó.

Mucha gente cree que usar sustancias psicodélicas para el final de la vida tiene que ver con la complacencia o la resignación frente a algo que deberíamos temer, con toda la razón. Sin embargo, mi experiencia ha sido la opuesta. Enfrentarme a la inevitabilidad de la muerte mediante sustancias psicodélicas me ha motivado a vivir más plenamente y a aprovechar cada día como si se tratara de un regalo.

Justo después del grave accidente de moto, vi que se me estaba dando una oportunidad entre vivir y hacer una contribución o dejar caer el telón después de cincuenta años de vida plena y agradecida. Decidí escribir un segundo acto, empezando por la decisión de regular mi respiración y abrir los ojos.

La siguiente decisión fue recomponerme lo suficiente como para hacer que los espectadores salieran corriendo lo más rápido que pudieran para encontrar un teléfono y llamaran para que enviaran un helicóptero (no había teléfonos móviles en esa época). Entonces volví a cerrar los ojos, diciendo a los que tenía a mi alrededor que tenía trabajo que hacer: el trabajo interior de regular mi respiración y mi estado interno.

Tras la llegada del helicóptero al hospital, me llevaron de inmediato a la sala de emergencias, donde me cortaron toda la ropa. Mientras yacía desnudo sobre la mesa, alguien tiró de mi pierna izquierda.

—¡AAAAY! –grité–. ¿Qué ha sido eso?

Un hombre se acercó a mí y me dijo:

—Hola, soy el doctor Bodner y acabo de intentar realinear su pierna izquierda, que estaba completamente dislocada.

—Bueno, ceo que habría sido más cordial que se hubiera presentado usted antes de tirar de mi pierna –dije.

—Bueno, vamos a tener que amputarle las piernas –me contestó.

—¿De verdad? –pregunté.

—Sí –dijo–. ¿Sabe lo que le ha sucedido?

—Por supuesto. Me mantuve consciente todo el tiempo. Pensé que tenía que evitar entrar más en *shock* y morir –dije.

—Bueno, ha hecho usted un buen trabajo, pero pese a ello vamos a tener que amputarle las piernas –afirmó.

—¿Por qué? –pregunté.

—Porque le ha pasado una autocaravana por encima. Podría estar desangrándose –me contestó.

—Doctor, desde el momento en el que me atropellaron hasta el momento en que llegó el helicóptero y me transportó hasta aquí, y hasta que usted ha llegado, si fuera a haberme desangrado, ya lo habría hecho. ¿Cómo es posible que pueda estar hablando con usted? Necesitamos un angiograma para saber qué está pasando con mis piernas.

—De acuerdo, haré eso, pero no podrá tener control sobre sus piernas –dijo.

—Bueno, ¿cómo, entonces, puedo hacer *esto*? –pregunté.

Le mostré cómo podía mover los dedos de los pies.

Después de realizarme el angiograma, regresó con una mirada desconcertada y dijo:

—No puedo explicarlo, pero el sistema circulatorio de sus piernas está intacto.

—Imagino que tenemos que hacer algo de trabajo de carpintería –intervine.

La primera de varias intervenciones quirúrgicas duró quince horas y media. Me desperté en la unidad de cuidados intensivos y me dijeron que me habían salvado las piernas, pero que tendría que ir en silla de ruedas toda la vida.

Respondí diciendo:

—Completaré un triatlón antes de dos años.

En cuanto salí de la unidad de cuidados intensivos y pude, empecé a llevar la silla de ruedas por el hospital para mantener la fuerza en la parte superior de mi cuerpo mientras las piernas se me atrofiaban. Después de tres semanas en el hospital, regresé a casa y volví a empezar a ver a pacientes. Sabía que hacer una contribución era crítico para mi recuperación.

Para rehabilitarme, iba a dar largos paseos con la silla de ruedas y usaba la tensión dinámica para conservar la fuerza en mis piernas.

Después de seis meses en la silla de ruedas, di mis primeros pasos y lloré unas lágrimas dulces, ya que sabía que si podía dar un paso podría volver a aprender a caminar. Al cabo de unos meses, ya no usaba la silla de ruedas y caminaba. Entonces pude conducir hasta el gimnasio y volver a entrenar con pesas. Y sí, completé dos triatlones en el transcurso de dos años tras el accidente. Para la prueba de la carrera pedestre usé unas muletas axilares especiales.

Usando las mismas muletas y creando un cuadrípode, completé, más adelante, la carrera de doce kilómetros de puente a puente (del Bay Bridge al Golden Gate) de San Francisco, acabando en el puesto 2 997 entre un total de 3 000 participantes bípedos.

Treinta y dos días después, en lugar de aceptar mis dos nefastos diagnósticos como razones para resignarme a la perspectiva acechante de la muerte, puse, una vez más, la sexta marcha, haciendo, calmada y deliberadamente, todo lo que pudiera para mejorar mis expectativas de supervivencia. Los conocimientos psicodélicos respaldaron mi tranquilidad, en lugar del pánico o el estrés, permitiéndome centrar mi energía en acciones constructivas para mejorar mi pronóstico. Redoblé la apuesta por los factores para un estilo de vida saludable, pasé, alegremente, por múltiples intervenciones quirúrgicas educativas y seguí tratamientos novedosos con optimismo. Mi ecuanimidad se desarrolló sobre una base de experiencias psicodélicas que me mostraron que la consciencia existe más allá del cuerpo.

Por muy terrorífica que pueda parecer la muerte, he aprendido a evitar identificarme en exceso con mi marco mortal.

En lugar de seguir los consejos profesionales de reducir mi programa de ejercicios aeróbicos debido a mi débil corazón, doblé dichos ejercicios y trabajé en la máquina elíptica durante sesenta minutos diarios siete días a la semana. Ya era vegano en más del 90 % y reduje todavía más mi ingesta de alimentos no veganos. Limité mi muy ligero consumo de alcohol prácticamente a cero y bebí la mitad de mi peso corporal en libras (cada libra son 454 gramos) en onzas de agua (cada onza equivale a prácticamente 30 mililitros) a diario. Además, trabajé en la mejora de mi estado mental y tomé los siguientes medicamentos:

Entresto (sacubitril y sarvastan) 5 mg, dos veces al día

Carvedilol 3,125 mg, dos veces al día

Apixiban 20 mg, dos veces al día

Crestor (rosuvastatina) 20 mg, a diario

LSD 12 μg, dos veces por semana y 100μg dos veces por mes

Seis meses después me hicieron un ecocardiograma y mi fracción de eyección fue del 55 % (dentro del rango bajo-normal). Seis meses después, seguí en unos niveles entre bajos y normales del 55 %. Otros seis meses después, mi fracción de eyección fue del 63 %, situándome en el percentil 72. Mi cardiólogo, el doctor Anan Soni, me dijo que tenía un corazón normal.

Con respecto a la amenaza del melanoma nodular maligno, después de que me extirparan el cáncer de la cara, me sometí a una operación llamada linfadenectomía del ganglio centinela. En este procedimiento se inyectó material radiactivo en la zona del melanoma, seguido de una biopsia del ganglio linfático más cercano. Este método determina si el cáncer ha migrado al ganglio linfático y si, muy probablemente, ha metastatizado. La biopsia reveló que no había habido una metástasis durante el año que el cáncer había estado presente. Estaba libre de cáncer.

Le pregunté a mi excelente cirujano, el doctor Jonathan George, de la Facultad de Medicina de la Universidad de California en San Francisco (UCSF), que llevó a cabo la operación y la biopsia:

—¿Cómo he vivido un año con este melanoma nodular maligno de rápida expansión que puede matar en seis semanas? ¿Cómo sigo vivo?

—Su cuerpo desarrolló una cápsula alrededor del melanoma y evitó que se extendiera durante todo este tiempo —me contestó el doctor George.

—¿Con qué seguridad sabe usted que estoy libre de cáncer? —pregunté.

—Con una certeza del 95 % —dijo.

—¿Cómo podemos tener una certeza del 100 %? —seguí preguntando.

—Hágase una PET-CT (tomografía por emisión de positrones y tomografía computarizada) —me sugirió.

Me hice el PET-CT y salió limpio.

Actualmente disfruto de un corazón feliz y sano y no hay cáncer en mi cuerpo. Aunque las sustancias psicodélicas no me curaron directamente, la falta de miedo o angustia en relación con los diagnósticos me permitió centrarme plenamente en cambios en mi estilo de vida y en el tratamiento médico.

ABRAZAR LA TRANSFORMACIÓN

En la actualidad, con ochenta y cinco años, estoy sano. Tal y como predije en mi visión previa mientras estaba tirado en la carretera después de que me atropellara la autocaravana, he seguido haciendo una contribución al mundo como psicólogo clínico atendiendo a pacientes, siendo presentador de un programa de radio por Internet, autor y, hasta hace poco, el propietario y director del santuario de salud que fundé en 1972 en Wilbur Hot Springs, en el norte de California. Camino sobre mis dos piernas, sigo haciendo ejercicio aeróbico seis días por semana y levanto pesas cuatro días por semana; pero a pesar de los obstáculos físicos que he superado, hay una actitud subyacente hacia la vida que surge de un tipo más profundo de conocimiento.

En su libro *Forastero en tierra extraña*, Robert Heinlein introdujo el concepto de *grokking,* que hace referencia a un tipo de conocimiento que va más allá del mero pensamiento y sentimiento, El *grokking* es una forma de conocimiento profundo que sólo es accesible a través de nuestra consciencia más superior. Las sustancias psicodélicas pueden facilitar la experiencia del *grokking,* generando así un efecto transformador en todo nuestro ser, desde nuestras creencias hasta nuestros pensamientos y emociones.

Para ilustrar esto, pensemos en un ejemplo. Imaginemos que siempre has creído que el mundo es plano. Entonces, viajas hasta el supuesto «borde» del mundo y te das cuenta de que no hay un borde, sino que puedes seguir dando vueltas alrededor de la Tierra. Esta comprensión, experimentada al nivel más profundo de tu ser, es innegable y transformadora. Esto desafía tu convicción previa sobre el mundo y la reemplaza por un conocimiento nuevo de que la Tierra es redonda, y no plana. Este nuevo conocimiento puede entonces tener un efecto dominó sobre el resto de tus creencias o convicciones, pensamientos y emociones, cambiando la forma en la que interactúas con el mundo y con la gente de tu alrededor. Llegas a ser consciente de que puedes tener una convicción profunda sobre el mundo que es errónea.

Desde mi experiencia de la muerte del ego en 1965, hace casi sesenta años, nunca he pensado en la muerte de la misma forma. La diferencia es tan acusada como percibir que el mundo es redondo en lugar de plano. Mi capacidad de enfrentarme a la posibilidad de la muerte con paz procedió de experiencias profundas que espero que algún día estén disponibles para cualquiera que quiera experimentar una transformación similar.

Hay una parte de mí que no quiere hablar, pensar o escribir extensamente sobre la muerte. Obsesionarse con la muerte mientras se está vivo parece una pérdida de tiempo, que podría emplearse mejor viviendo. Me propongo dedicar cada día, por no decir cada momento, a vivir, y cuando llegue la muerte, la abrazaré: la viviré y la moriré. Pretendo vivir mi muerte al máximo. Puede que incluso celebre una fiesta de premuerte y que luego muera en el momento y lugar que escoja.

Estoy pensando en una fiesta de transición mientras sigo vivo en lugar de un funeral tras mi fallecimiento, en el que yo no esté presente. Piensa tú mismo en ello. Imagina asistir a tu fiesta de transición, en la que cada miembro de tu familia y amigo relate su recuerdo favorito de ti deseándote un buen viaje. Puede que algunos prefieran un pequeño evento íntimo y que otros escojan una reunión de despedida por Zoom. Cada uno de nosotros puede crear su propia experiencia de despedida, pero puedo garantizarte esto: para ti, incluso una fiesta de despedida normal a la que tú asistas será más satisfactoria que el más glorioso de los funerales celebrado mientras tú estés bajo tierra.

Amando la vida, incluso en mis momentos de mayor desesperación, estoy haciendo tanto, o incluso más, para permanecer sano que nunca. Aspiro a vivir hasta los ciento once años, pero reconozco que nuestro tiempo en este mundo es finito, ya que ninguno de nosotros puede predecir cuánto tiempo le queda.

Durante más de cincuenta años, el gobierno de Estados Unidos reprimió, equivocadamente, las investigaciones científicas sobre los medicamentos psicodélicos. Mis experiencias iniciales en la década de 1960, aunque profundas, permanecieron fuera del campo de la investigación aceptada, excepto por los pequeños círculos que han mantenido la antigua tradición de la experimentación científica en uno mismo. Sin embargo, la marea de la represión de la ciencia está retrocediendo. En los últimos años, un reciente número de científicos se han implicado, con valentía, en la investigación de sustancias psicodélicas después de décadas de tabús. Sin prisa, pero sin pausa, al mundo se le está garantizando el acceso al conocimiento y la comprensión de los beneficios de las medicinas psicodélicas para una amplia variedad de trastornos, incluyendo (pero no limitados) el TEPT, la depresión y la ansiedad.

La base de pruebas rigurosas de estos investigadores nos ha llevado al hito de conseguir que se apruebe la MDMA (3,4-metilendioximetanfetamina, alias «éxtasis») para su uso médico legal posiblemente antes de que se publique este libro. Las plantas y los hongos psicodélicos ya han sido despenalizados en Colorado y Oregón, además de en varias ciudades de Estados Unidos. El trabajo de los científicos del campo de la psicodelia ofrece una nueva esperanza a la gente que está muriendo, mostrando la capacidad de las sustancias psicodélicas para aliviar la angustia psicológica y existencial al final de la vida. Aunque la medicina actual aborda el alivio de los síntomas, la sanación real de la angustia emocional / espiritual sigue encontrándose en los dominios de las sustancias psicodélicas. En este libro intercalaré comentarios procedentes de mis entrevistas a una amplia selección de científicos cuidadosamente seleccionados y procedentes de distintas profesiones y que se especializan en la investigación de las sustancias psicodélicas. En los casos en los que aparezca una cita pero no se mencione al autor, será porque procede de una entrevista entre el entrevistado y yo. Para escuchar mis entrevistas completas, vivita mi página web en www.mindbodyhealthpolitics.org. Mis archivos son de código abierto y sin tarifas incorporadas.

Los cambios en el panorama legal están proporcionando oportunidades nuevas para que los ciudadanos respetuosos con las leyes ejerciten su derecho a ingerir las sustancias que elijan, siempre que no hagan daño a otros. Mientras que yo considero que esto es un derecho fundamental, reconozco, con tristeza, que muchos sólo buscarán esta opción al final de la vida y sólo si no hay ningún riesgo de consecuencias legales. Me entristece profundamente que nuestro gobierno haya aplicado la ley a la ingesta de sustancias. Personal y profesionalmente, encuentro intolerable que tengamos unos líderes electos con una mentalidad tan estrecha, enviando a ciudadanos a la cárcel por nada más que por ingerir una sustancia. El hecho de que el gobierno pueda, legalmente, decirme qué puedo comer y qué no es un insulto al corazón de mi soberanía y a la soberanía de todos.

En el siguiente capítulo, exploraremos el trabajo de los pioneros de la investigación de las sustancias psicodélicas que están haciendo unos avances continuos hacia conseguir que se aprueben estas sustancias para sus usos más urgentes, incluyendo el siempre presente miedo a la muerte que nos roba tanto tiempo precioso de nuestra vida. Las figuras destacadas en la investigación sobre las sustancias psicodélicas iluminan estos conocimientos para que así todos podamos enfrentarnos a la muerte con los ojos y el corazón abiertos.

CAPÍTULO 2
Del tabú a los ensayos

Pioneros del renacimiento psicodélico

Hay ciertos temas que pueden acabar con una trayectoria profesional en el mundo académico: asuntos tabú que amenazan al orden establecido. Para el profesor Ernest Hilgard, un renombrado psicólogo de la Universidad de Stanford a medidos del siglo XX, la hipnosis era uno de esos temas.

Cuando yo estaba en la escuela de posgrado en Míchigan, Hilgard nos visitó y pronunció una conferencia sobre la hipnosis.

Después de la conferencia, le pregunté:

—Durante la mayor parte de su trayectoria profesional, estudió usted a ratas, y sólo en los últimos años ha empezado a investigar sobre la hipnosis. ¿Cómo sucedió eso?

—Fue sencillo. Si hubiera empezado directamente con la hipnosis, no hubiera tenido una trayectoria profesional. Esperé hasta ser catedrático y luego, cuando ya tuve la plaza en propiedad, pude dedicarme a mis verdaderos intereses.

Este relato admonitorio ha permanecido en mí desde hace más de medio siglo. La primera vez que tomé las semillas de campanilla que contenían LSA en 1965, comprendí su profundo potencial: no sólo para sanar y terminar con mis miedos en torno a la muerte y el hecho de morir, sino para el crecimiento y la creatividad personales.

Sin embargo, también comprendí que abrazar este conocimiento podría acabar con mi trayectoria profesional incluso antes de que comenzara. Las sustancias psicodélicas eran tabú por una razón concreta: amenazaban con derrocar las suposiciones seculares sobre la mente, el yo y la consciencia humana. A la gente que piensa por sí misma no se la puede persuadir fácilmente en cuanto a su voto. Colectivamente estamos *ligados* a la muerte. La muerte nos atenaza con miedo y nosotros nos agarramos de vuelta a ella. Parece que bajo nuestro miedo a la muerte hay otro miedo a perder nuestro miedo. Para algunos, ser libres del miedo a la muerte parece amedrentador.

Así que, al igual que Hilgard, esperé.

En lugar de perseguir mi interés por las sustancias psicodélicas como investigador, canalicé mi energía hacia el activismo político. En concreto, defendí lo que creo que es un derecho básico: el derecho a ingerir lo que desee en la privacidad de mi propio hogar siempre que no haga daño a otra persona.

Como activista, apoyé a organizaciones como la Asociación Multidisciplinar de Estudios Psicodélicos (Multidisciplinary Association for Psychedelic Studies, MAPS), fundada por mi querido amigo Rick Doblin; la Coalición de la Política de Drogas (Drug Policy Alliance, DPA), fundada por mi amigo Ethan Nadelman; el Proyecto de Política de la Marihuana (Marijuana Policy Project, MPP), fundado por mi amigo Rob Kampia; y la Organización Nacional para la Reforma de las Leyes de la Marihuana (National Organization for the Reform of Marijuana Laws, NORML), fundada por mi buen conocido Keith Stroup. Recaudé fondos para estas organizaciones y tuve el privilegio de formar parte de la Junta Nacional de Directores del Proyecto de Política de la Marihuana.

Durante más de cincuenta años he observado cómo el gobierno de Estados Unidos estigmatizaba las sustancias psicodélicas mediante la propaganda, la desinformación, el miedo y la amenaza del enjuiciamiento. He visto vidas arruinadas por leyes equivocadas. Durante más de cincuenta años, he esperado que los vientos culturales cambiaran y que las instituciones volvieran a abrir las puertas para legitimar el estudio científico de estas extraordinarias sustancias. El resurgimiento actual de las investigaciones sobre las sustancias psicodélicas que se veía venir hace tiempo y, finalmente, la era oscura de la prohibición de la investigación parece ser que está, posiblemente, llegando a su fin. Digo «posiblemente» porque incluso la posesión de marihuana sigue siendo un delito federal, y dudo que viva para ver la legalización de la LSD, que se podría decir que es la sustancia psicodélica más beneficiosa.

Este cambio se está produciendo en buena parte debido al nuevo enfoque adoptado por los investigadores de las sustancias psicodélicas, que priorizan la investigación médica y psicológica para aliviar distintos trastornos físicos y mentales.

Esta nueva era de la ciencia psicodélica está confirmando lo que yo, además de muchos otros, aprendimos hace más de cincuenta y cinco años: que estos medicamentos novedosos tienen el potencial de revolucionar nuestro entendimiento y tratamiento de la mente humana y de facilitar la creatividad. Las experiencias que tuve en la década de 1960 cuentan ahora con el respaldo de numerosos ensayos clínicos y tomografías cerebrales. Hay descubrimientos que deben hacerse y vidas que transformar.

El futuro de estas sustancias es brillante si tenemos la valentía y la sabiduría para seguir el camino al que nos lleven. Sin embargo, no hemos hecho sino empezar a entender lo prometedor y los potenciales peligros de las sustancias psicodélicas.

LAS CINCO ETAPAS DEL RENACIMIENTO DE LAS SUSTANCIAS PSICODÉLICAS

Thomas Roberts es profesor emérito de psicología en la Universidad del Norte de Illinois, un pionero de los estudios de las sustancias psicodélicas y autor del libro *Mindapps: Multistate theory and tools for mind design.* Fundó el primer curso universitario catalogado sobre las sustancias psicodélicas (Bases de los estudios de sustancias psicodélicas), que enseñó durante treinta y dos años. He tenido el privilegio de entrevistar a Roberts en mi programa *Mind body health & politics* en múltiples ocasiones, para proporcionar su perspectiva: una amplia visión sobre el estado del campo, todavía emergente, de los estudios de las sustancias psicodélicas.

«El renacimiento no está más que empezando —me dice— y tiene un largo camino por delante».

Mi meta definitiva es hacer que estos medicamentos estén disponibles para cualquiera que desee usarlos, no sólo para la terapia o la neurociencia, sino para potenciar la creatividad, la sabiduría y el bienestar.

Pero hemos tenido que proceder con precaución. Al igual que Hilgard, los investigadores de las sustancias psicodélicas han tenido que asentar su trayectoria profesional antes de sumergirse en este tabú. Sólo cuando haya un consenso científico sobre la seguridad, la eficacia y el uso ético saldrán las sustancias psicodélicas plenamente a la luz.

La primera fase de la aceptación generalizada, según Roberts, se manifestará a través de la psicoterapia y la neurociencia. Aquí es donde se están concentrando la mayor parte de las investigaciones actuales, asentando el potencial médico de las sustancias psicodélicas para tratar trastornos como el TEPT, la ansiedad, las adicciones, y el tema de discusión de este libro: la ansiedad y la depresión al final de la vida.

A medida que más gente descubra el poder de estos medicamentos psicodélicos de provocar experiencias místicas, entraremos en la segunda fase: la etapa enteógena. *Enteógeno* es un término alternativo para algunas sustancias psicodélicas, especialmente cuando se usan para inducir la experiencia mística o espiritual de «lo divino en nuestro interior».

Parece que ya estamos cruzando el umbral entre la primera y la segunda etapa, tal y como se pone de evidencia mediante el florecimiento de docenas, por no decir cientos, de grupos religiosos e iglesias clandestinas que se están asentando para proporcionar acceso a la experiencia psicodélica fuera de un entorno clínico.[1]

La tercera fase del renacimiento de las sustancias psicodélicas es lo que Roberts llama la etapa «ideágena»: usar sustancias psicodélicas para generar nuevas ideas y formas de pensar. Esta fase saca provecho del potencial creativo, intelectual, político y filosófico de estas sustancias.

La cuarta y última etapa de Roberts imagina la incorporación de las sustancias psicodélicas a un abanico más amplio de técnicas potenciadoras de la mente como la meditación, los ejercicios de respiración y el *neurofeedback*. Hace referencia a ellos como «aplicaciones para la mente»: herramientas que podemos emplear para desbloquear todas las capacidades de la mente.

---

1. Para obtener una visión general sobre estas nuevas organizaciones, recomiendo consultar el libro de Mike Marinacci, de 2023, *Psychedelic cults and outlaw churches: LSD, cannabis, and spiritual sacraments in underground America.*

Sin embargo, creo que estas cuatro etapas necesitan de una quinta fase si queremos salvarnos de nosotros mismos.

La realidad es que seguimos viviendo en un mundo dominado por las guerras, la violencia, la destrucción del medioambiente y una desigualdad monumental de los ingresos. Vivimos en un sistema financiero capitalista basado en unos cimientos de ganadores y perdedores. Esta realidad está pobremente enmascarada por una cultura de consumismo en la que intentamos llenar los vacíos en nuestra vida con la compra de simples cachivaches. En 2023, el 62 % de la gente de Estados Unidos vivía al día (Dickler, 2023), mientras que los que se encontraban en la cima se compraban yates de quinientos millones de dólares. Esta desigualdad en cuanto a los ingresos genera una enorme angustia emocional que es inconmensurable, y el Centro para el Control de Enfermedades (Center for Disease Control, CDC) informa de que más del 72 % de los estadounidenses sufren de sobrepeso u obesidad debido a que emplean la comida como mecanismo de afrontamiento y a una mentalidad capitalista fundamental que les vende calorías baratas y vacías a base de azúcar y productos derivados del maíz. Estos problemas sociales están alimentando epidemias de enfermedades y muertes que requieren tanto de la reestructuración de nuestro sistema financiero como de la introducción de tratamientos nuevos e innovadores. El uso de sustancias psicodélicas para ayudar a la gente a superar el miedo y a abrazar la vida plenamente es una de esas innovaciones que podría ayudar a abordar estos problemas en múltiples frentes. Después de enfrentarse a la inevitabilidad de la muerte, la gente puede verse motivada a liberarse de la rutina del consumismo actual y a esforzarse por hacer una contribución más positiva a su propio bienestar y el de la sociedad.

Reflexionando sobre estas observaciones, hace poco le escribí a Roberts y le propuse la adición de una quinta fase: la política de las sustancias psicodélicas.

En esta quinta etapa, tomamos la sabiduría fundacional que hemos aprendido de las sustancias psicodélicas, la comprensión de que la gente y el planeta somos uno, y usamos este conocimiento para generar unos marcos políticos y gubernamentales que contrarresten los sistemas divisivos actuales. Podemos crear zares de la unificación, similares a los zares de la felicidad en Bután. Las decisiones políticas se tomarían basándose en los grados de unidad que fomenten. ¿Es éste un sueño imposible? Puede. Pese a ello, mi idealismo alimenta mi optimismo, cosa que es importante conservar, ya que las alternativas al optimismo son desalentadoras.

Las medicinas psicodélicas puede que ofrezcan más de lo que muchos (incluso aquellos de nosotros que estamos en el núcleo del movimiento para legalizar y despenalizar las sustancias psicodélicas) habían imaginado. Aunque nosotros, los defensores del renacimiento de las sustancias psicodélicas, hemos tenido un buen inicio, debemos recordar que el renacimiento sigue estando en su infancia. La progresión de cuatro etapas de Roberts ofrece una especie de anteproyecto, y aquéllos de nosotros que queremos ver estas sustancias legalizadas para todo el abanico de usos posibles debemos resistirnos al ansia de adelantarnos a los acontecimientos.

Pese a ello, con rigor científico y precaución, podemos aprender de los Ernest Hilgards del mundo siguiendo una estrategia cuidadosa que empieza con la primera etapa: demostrando los beneficios medicinales y psicoterapéuticos de las sustancias psicodélicas dentro de las estructuras legales y legislativas existentes.

ESTA VEZ DEBE HACERSE DE FORMA SEGURA Y CIENTÍFICAMENTE: LOS PIONEROS DE LA INVESTIGACIÓN DE LAS SUSTANCIAS PSICODÉLICAS

Los pioneros de esta nueva ola de la investigación de las sustancias psicodélicas han mostrado una tremenda valentía.

Roland Griffiths, el director fundador del Centro Johns Hopkins para la Investigación Psicodélica y de la Consciencia (Johns Hopkins Center for Psychedelic and Consciousness Research), es un científico pionero en el campo de la investigación de las sustancias psicodélicas. Arriesgó su reputación para estudiar cómo estas sustancias pueden ayudar a tratar la depresión y la angustia psicológica en pacientes con un diagnóstico de cáncer potencialmente fatal (Griffiths *et al.,* 2016), además de las adicciones (Garcia-Romeu *et al.,* 2019).

Antes de su incursión en las sustancias psicodélicas, Griffiths dedicó más de treinta años al estudio de las drogas adictivas. Al igual que Hilgard, esta base de investigación «aprobada» le proporcionó la credibilidad y la seguridad de iniciar un nuevo ciclo de investigación en su «segundo acto».

Cuando entrevisté a Griffiths por primera vez en *Mind body health & politics* en 2012, había empezado a estudiar, hacía poco, los alucinógenos clásicos cuya investigación se había visto suprimida activamente desde la década de 1960.

Mi libro de 2017 *Psychedelic medicine: The healing powers of LSD, MDMA, psilocybin, and ayahuasca* explica la historia de cómo Griffiths y su equipo en el Centro Johns Hopkins consiguieron la aprobación de la Junta de Revisión Institucional (Institutional Review Board, IRB) del gobierno. Esta aprobación inicial fue la fase uno antes de recibir la aprobación por parte de la Administración de Alimentos y Medicamentos (Food and Drug Administration, FDA) para el estudio que había propuesto: una revisita, en 2006, del famoso «Experimento del Viernes Santo» del doctor Walter Pahnke, de la década de 1960, en el que la psilocibina supuestamente indujo experiencias de tipo religioso en estudiantes de un seminario.

El estudio de Griffiths fue la primera investigación seria en décadas que recibió la aprobación de la FDA para estudiar la psilocibina en voluntarios sanos. Sus hallazgos iniciales mostraron que estas sustancias podían estudiarse de forma segura bajo condiciones cuidadosamente controladas. La investigación proporcionó pruebas persuasivas de que, tal y como se midió de acuerdo con pruebas anteriores y posteriores con respecto a la depresión, los sujetos que recibieron psilocibina mostraron menos síntomas de depresión clínica un año después de la ingesta y el asesoramiento. Esta investigación también informó al mundo de que parece innecesario tomar antidepresivos todos los días del año, tal y como nos han dicho las grandes farmacéuticas.

Como escribió David E. Nichols, un psicofarmacólogo y el principal investigador de la LSD, que en aquella época estaba en la Universidad Purdue, en una publicación en la revista científica *Journal of Psychopharmacology* en 2006:

El artículo [de 2006] de Griffiths *et al.* [...]. Debería hacer que todos los científicos interesados en la psicofarmacología humana se pusieran en guardia y prestaran atención. Es el primer estudio clínico bien diseñado y controlado por placebo que se ha hecho en más de cuatro décadas para examinar las consecuencias psicológicas de los efectos del agente alucinógeno (psicodélico) conocido como psilocibina. De hecho, uno lo tendría difícil para encontrar un único estudio sobre sustancias psicodélicas de una época anterior que estuviera tan bien hecho o fuera tan significativo. Puede que lo más importante sea que, a pesar de la idea de muchas personas de que las sustancias psicodélicas no son más que drogas problemáticas y adictivas, este estudio muestra de manera convincente que, cuando se usan adecuadamente, estos compuestos pueden dar lugar a unos efectos destacables, tal vez beneficiosos, que, de hecho, merecen estudios adicionales.

Ese mismo año (2006), Harriet de Wit, del Departamento de Psiquiatría de la Universidad de Chicago, se hizo eco de los comentarios de Nichols:

La gente ha buscado, desde hace mucho, significado y sentido en su vida mediante variedad de prácticas espirituales que incluyen la oración, el ayuno, los cantos, la soledad y la meditación. Históricamente, algunas de estas prácticas han incluido el uso de ciertas plantas psicoactivas. Un objetivo común de estas experiencias, con o sin la ayuda de agentes psicoactivos, ha sido el de liberarse de los vínculos con la percepción y el pensamiento cotidiano en una búsqueda de verdades universales e iluminación. En gran medida, este tipo de experiencia subjetiva y singularmente humana ha gozado de poca credibilidad en el mundo científico convencional y, por lo tanto, se le ha prestado poca atención científica. Sin embargo, puede que haya llegado el momento de dar reconocimiento a estas extraordinarias experiencias subjetivas, incluso aunque sean, en este momento, no verificables directamente mediante mediciones objetivas, e incluso aunque a veces impliquen afirmaciones sobre realidades definitivas que se encuentran fuera del ámbito de la ciencia.

No puede hacerse suficiente hincapié sobre la importancia del trabajo de Griffiths en el Centro Johns Hopkins. El prestigio de esta institución entre la comunidad médica proporcionó a la investigación de Griffiths una credibilidad inmediata y ayudó abrir puertas en otras instituciones muy importantes como la Universidad de California en Los Angeles (UCLA), donde el doctor Charles Grob empezó a llevar a cabo unos estudios tempranos sobre la psilocibina (Grob *et al.,* 2011). Inspirado por el éxito inicial en el Centro Johns Hopkins, Anthony Bossis, junto con el doctor Stephen Ross, de la Facultad de Medicina de la Universidad de Nueva York (NYU), empezó a estudiar la psilocibina para la angustia al final de la vida en pacientes con cánceres potencialmente fatales después de ver los éxitos iniciales en el Centro Johns Hopkins (Ross *et al.,* 2016).

Griffiths, Grob, Bossis y Ross, entre otros, pueden considerarse como los «padrinos» del renacimiento de la investigación de las sustancias psicodélicas: médicos dispuestos a arriesgar su reputación para revivir un campo prometedor de estudio que había estado cerrado durante décadas.

La meticulosa acumulación de pruebas rigurosas asentó la base para expandir la terapia psicodélica a aquellos que estaban más necesitados, incluyendo a la gente que estaba muriendo. Sus estudios fundacionales establecieron protocolos para la administración segura y mostraron mejoras significativas en la calidad de vida cuando se emparejaban con la psicoterapia.

Griffiths, que siguió llevando a cabo investigaciones sobre las sustancias psicodélicas para la angustia al final de la vida, se enfrentó a su propio diagnóstico de un cáncer terminal con valentía, sabiduría y elegancia. A pesar de un pronóstico en el que sólo le quedaban algunos meses de vida, habló de su enfermedad no con desesperación, sino con una profunda gratitud por lo precioso de cada momento. Habiendo guiado a muchos a través de encuentros psicodélicos con la mortalidad, recorrió él mismo el camino, y su experiencia personal puede proporcionar consuelo a otros que se encuentren en situaciones similares.

A lo largo de sus décadas de investigación, Griffiths ha buscado comprender el impresionante misterio de la consciencia humana. La psicodelia ofrece destellos hacia el interior de este territorio insondable que puede proporcionar a muchos una sensación de lo sagrado. Aunque es un hombre de ciencia, Griffiths acoge la posibilidad de realidades más allá del alcance de las herramientas de medición convencionales. El trabajo de su vida ilumina las preguntas profundas que surgen en los límites de la existencia.

La investigación de Griffiths ha mostrado el poder de la psilocibina para ocasionar experiencias de unidad y trascendencia del ego que se traducen en forma de beneficios clínicos significativos. Sus estudios cuidadosamente diseñados proporcionan una prueba de concepto, mostrando que estas sustancias no comprendidas durante mucho tiempo y temidas pueden estudiarse de manera responsable para aliviar el sufrimiento psicológico al administrarse con una orientación experta.

En el Centro Johns Hopkins y en otras instituciones, Griffiths respaldó los primeros tiempos de la ciencia psicodélica a través de sus desafiantes primeros pasos, dando lugar al renacimiento actual de las sustancias psicodélicas. A medida que su salud fue empeorando, inspiró a otros a abordar la muerte con curiosidad y valentía, en lugar de ceder a la desesperación. Al hacerlo, Griffiths marcó un ejemplo para aquellos que pronto se enfrentarían al mismo viaje, albergando la esperanza de que su trabajo aportará consuelo y sentido a muchas personas mientras se aproximan al final de su vida.

El camino hacia delante está claro: debemos seguir los pasos de estos pioneros, promoviendo esta investigación con un rigor científico sólido.

EL RENACIMIENTO SE ACELERA: NUEVAS PRUEBAS, NUEVA ESPERANZA

En la época de mi primera entrevista con Griffiths en 2012, la investigación de las sustancias psicodélicas seguía siendo un tema tabú. El hombre humilde al que entrevisté todavía no se había convertido en objeto de perfiles publicados en el periódico *The New York Times*. Netflix todavía no había lanzado su miniserie de 2022 *Cómo cambiar tu mente*, basada en el superventas de 2018 de Michael Pollan con el mismo título. Las conversaciones sentaron las bases para mi libro *Psychedelic medicine,* y supusieron algunas de las únicas reseñas de los estudios que estaban teniendo lugar en el naciente campo de la investigación de las sustancias psicodélicas. ¡Hay que ver lo lejos que hemos llegado!

En la actualidad, los estudios sobre las sustancias psicodélicas están expandiéndose en múltiples frentes. Después de décadas de oscuridad, la investigación de los psicodélicos está acelerando hacia la luz.

Grob prosigue con sus investigaciones en la UCLA.

En la UCSF, el doctor Brian Anderson y sus colegas están estudiando la psilocibina para la depresión y la enfermedad de Parkinson (*véanse* los detalles de este estudio en el artículo científico de Woolley, de 2021). Anderson, un investigador importante en los estudios llevados a cabo en la UCSF sobre la ansiedad al final de la vida, me dijo que es optimista con respecto a la introducción de estas moléculas psicodélicas en los paradigmas de tratamiento convencionales.

«Como psiquiatra, siento curiosidad por lo que podemos ofrecerle a la gente que busca ayuda para la angustia y los traumas de su pasado, y los retos de su vida cotidiana –dice–. Ahora quiero ver cómo podemos combinar mejor la medicación y las terapias de conversación basadas en las pruebas para respaldar a la gente de una forma estructurada pero compasiva».

Orientados por la ciencia y la compasión, estos nuevos tratamientos están encontrando un lugar entre los cuidados convencionales.

La aprobación por parte de la FDA está diseñada para asegurar que estos potentes medicamentos cumplan con los estándares más elevados de seguridad y eficacia antes de ponerlos a disposición de la gente.

Los estudios clínicos de fase 1 establecen parámetros básicos de seguridad y dosificación en grupos pequeños. Los investigadores definen un rango de dosis e identifican posibles efectos secundarios. En 2024, la psilocibina y la MDMA han superado la fase 1, mostrando un perfil de seguridad aceptable en entornos controlados.

En la fase 2, el objetivo consiste en validar el concepto mostrando eficacia (es decir, beneficios tangibles) contra un problema concreto en una población pequeña. Estudios clínicos de fase 2 prometedores están investigando ahora el uso de la psilocibina para la depresión, las adicciones y la enfermedad de Alzheimer.

La fase 3 es el paso final antes de que la FDA considere la aprobación de comercializar un fármaco nuevo, intentando demostrar una eficacia en el mundo real mediante pruebas de envergadura en múltiples lugares.

La MAPS está llevando a cabo, actualmente, estudios clínicos de fase 3 de la psicoterapia asistida por la MDMA para tratar el TEPT, que incluyen ocho lugares de investigación y a cientos de sujetos.

Andrew Penn, de la Facultad de Medicina de la UCSF, ha desempeñado varias funciones en su trabajo: como coinvestigador, monitor médico y terapeuta de estudios. Cuando hablé con él en el mes de abril de 2023, los participantes finales en un estudio de la MAPS en el que estaba implicado acababan de completar su tratamiento (*véase* el estudio de Mitchell *et al.*, 2023). Si los resultados son favorables, la MAPS buscará la aprobación, por parte de la FDA, para la prescripción de MDMA, lo que significaría que a los pacientes con TEPT ya se les podría haber recetado MDMA legalmente para cuando leas esto.

«Ha sido realmente interesante» –dice Penn– tener un asiento de primera fila en esta investigación continua que se está dando ahora por todo el mundo».

Penn también me describió el papel de la UCSF en los estudios de fase 2 de la psicoterapia asistida por psilocibina para la depresión, patrocinados por el Usona Institute, un instituto de investigación sin ánimo de lucro que estudia los medicamentos que expanden la consciencia. Un rigor así es esencial: sólo después de que se puedan determinar de manera concluyente la seguridad y la eficacia, podremos explorar el potencial creativo y espiritual de estos medicamentos.

LA EVIDENTE GRIETA
EN LOS CUIDADOS AL FINAL DE LA VIDA

Al iniciar la primera fase del renacimiento de las sustancias psicodélicas, los investigadores científicos tenían que dar con una forma de hacer que estas sustancias fueran aceptables de nuevo. Esto significaba, por encima de todo, reducir la percepción errónea generada por el gobierno de que las sustancias psicodélicas eran simplemente drogas recreativas y adictivas.

Tal y como advierte el doctor Ira Byock, un especialista en cuidados paliativos y autor de *The best care possible: A physician's quest to transform care through the end of life* (2012), «No se trata de drogas para tomar en juergas, maldita sea, y no son drogas para tomar en las fiestas con música electrónica (fiestas *rave*) […] Me temo que, en unas manos sin supervisión, la gente que las tome con una finalidad equivocada puede sufrir unas consecuencias muy graves».

Usadas adecuadamente en entornos controlados, las sustancias psicodélicas son prometedoras como tratamientos revolucionarios. A Byock le preocupa que, si se usan mal como drogas recreativas, seguirán siendo potencialmente peligrosas y perpetuarán su estatus como sustancias tabú. Sin embargo, dados los muchos millones de personas que han consumido MDMA en fiestas con música electrónica, uno podría cuestionarse la preocupación de Byock.

Al intentar asentar una credibilidad masiva, los investigadores asumieron el mismo enfoque que funcionó con la marihuana médica: centrarse primero en el uso medicinal, determinar la seguridad y los beneficios, y a ello le seguirá una mayor aceptación.

La misma lógica orientó, al mismo tiempo, la decisión de estudiar la MDMA para el TEPT de los veteranos de guerra y del personal que es el primero en intervenir en casos de emergencias. Si estos tratamientos funcionan para los héroes que llevan uniforme, ¿cómo podríamos negárselos a otros?

Una vez que la gente vea el alivio concreto del sufrimiento humano que pueden aportar estos tratamientos, la percepción de la gente empezará a cambiar.

Con los medicamentos psicodélicos, empezamos señalando cuánta gente está sufriendo y luego preguntamos: «¿De verdad vamos a negar un medicamento eficaz a aquellos que están necesitados?».

La medicina moderna ha hecho progresos en la gestión del sufrimiento físico al final de la vida, gracias a avances en los medicamentos analgésicos, los cuidados paliativos y los servicios de los hospitales para enfermos terminales. Sin embargo, aunque hemos aprendido a atenuar la agonía del cuerpo, seguimos disponiendo de pocas herramientas para aliviar la angustia de la mente. Llenar este hueco fue una decisión estratégica. Si queríamos cambiar las percepciones erróneas mantenidas desde hace mucho tiempo sobre las sustancias psicodélicas, teníamos que empezar por donde la necesidad era mayor.

Tal y como me lo expuso Anthony Bossis: «Disponemos, realmente, de escasez de herramientas para ayudar a la gente con esta angustia existencial, emocional y psicológica, aflicción y terror ante la idea del final de este cuerpo y esta vida».

Este sufrimiento psicológico y espiritual representa uno de los grandes agujeros en los cuidados al final de la vida.

Aquellos que padecen enfermedades terminales representan un grupo excepcionalmente empático, y su profunda aflicción exige unas intervenciones profundas. Mostrando el poder de los psicodélicos para aliviar la angustia existencial, abrimos la puerta a que estas sustancias traten otras formas de sufrimiento psicológico.

La historia de Ernst Hilgard muestra cómo los temas tabú pueden hacer descarrilar trayectorias profesionales. Al igual que la hipnosis en el caso de Hilgard, los psicodélicos eran mi fascinación prohibida: sus conocimientos eran demasiado radicales para su época. Sin embargo, después de más de medio siglo de supresión por parte del gobierno estadounidense, la marea está empezando finalmente a retroceder.

Científicos visionarios como Griffiths y Grob asentaron una reputación sólida antes de vadear aguas peligrosas. Sus esfuerzos pioneros reabrieron el portal para la investigación relativa a los psicodélicos, cerrado desde la década de 1960. En la actualidad, los estudios de los psicodélicos están acelerando a través de las fases de la FDA que valoran la seguridad, las dosis y los beneficios para trastornos como el TEPT, la depresión y las adicciones. Puede que la MDMA consiga pronto la aprobación por parte de la FDA para el tratamiento del TEPT. La psilocibina parece prometedora para muchos usos. No obstante, este renacimiento no está haciendo más que empezar.

La vieja forma de pensar está disminuyendo, pero nuestro trabajo acaba de comenzar.

CAPÍTULO 3

Estudios sobre las sustancias psicodélicas para la angustia al final de la vida

Prueba de seguridad y eficacia

Cuando entrevisté al teniente Sarko Gergerian, un oficial de policía de Boston y psicoterapeuta, en mi programa de radio *Mind body health & politics*, me encontré con un alma gemela. Al igual que yo, la vida de Gergerian se vio transformada por experiencias psicodélicas que cambiaron para siempre su forma de ver el mundo. En la década de 1960, mis experiencias, que me abrieron los ojos, con las semillas de campanilla y más adelante con la LSD, me llevaron a despedirme de mi puesto como personal docente en la Universidad de Míchigan. Tuve la buena suerte de vivir en el Esalen Institute en California durante el «verano del amor» de 1967 en el norte de este estado.

Gergerian había iniciado su trayectoria profesional en la década de 1990 como vigilante de seguridad de clubes nocturnos y bares en Boston. Fue testigo de un cambio significativo en el panorama de los clubes nocturnos de esta ciudad cuando los clientes cambiaron de la cocaína y el alcohol a la MDMA.

«Toda la escena pasó de consistir en personas muy cargadas y peligrosas que se miraban las unas a las otras como si fueran enemigas a rostros sonrientes en círculos de gente –relataba durante la entrevista–. La gente era acogedora, chocaban los cinco y se abrazaban los unos a los otros».

También sé, por experiencia, lo notablemente diferentes que son los efectos de los psicodélicos en comparación con las drogas recreati-

51

vas tradicionales como el alcohol y la cocaína, con la primera haciendo que la gente se mostrara más cooperativa y prosocial.

Después de veinte años como vigilante de seguridad, Gergerian pasó a ser agente de patrulla en el departamento de policía de Winthrop (Massachusetts). Mientras tanto había obtenido un máster en Psicología. El jefe de policía empezó a llevarle a la conferencia de la Asociación Internacional de Jefes de Policía (International Association of Chiefs of Police, IACP) cada año. Esto le permitió a Gergerian asistir a clases suplementarias, de resiliencia y de bienestar. Entonces integró los conocimientos adquiridos en estas clases para mejorar los programas que habían iniciado en Winthrop, aspirando a servir mejor a la comunidad y a acercar posiciones entre los cuerpos policiales y los residentes de la localidad.

«Un año, la conferencia de la IACP se celebró en Florida, y adivina quién presentó esa conferencia», me preguntó Gergerian.

Fue mi Viejo amigo Rick Doblin, fundador de la Asociación Multidisciplinar de Estudios Psicodélicos.

El folleto de la conferencia anunciaba lo siguiente: «Psicoterapia asistida por MDMA para el TEPT grave resistente al tratamiento». La palabra MDMA captó su atención.

«Disponía de la experiencia real de mi trabajo como vigilante de seguridad: un asiento de primera fila al impacto que esta molécula tiene en la gente, en un escenario, en una cultura», explica Gergerian.

«Pues bien, había un caballero (Rick Doblin) que presentó ensayos clínicos sobre la eficacia de la MDMA para ayudar en el tratamiento del TEPT resistente al tratamiento. No pude creer que esto estuviera sucediendo en una conferencia para jefes de policía.

Ese mismo día, estaba programado que Donald Trump hablara en la conferencia en la misma franja horaria que Rick, en la misma planta del salón de la convención.

«A la derecha estaba Donald Trump y a la izquierda estaba Rick Doblin –recuerda Gergerian.– Gracias a Dios, fui hacia la izquierda, porque le habían dado a él y a su equipo una maravillosa gran sala. Probablemente esperaban que mucha gente estuviera interesada en el tema, pero sólo había unos quince de nosotros en esa sala».

Se sentó en la primera fila y escuchó a Rick explicar los avances de la MAPS para convertir una sustancia incluida en la Lista 1 (drogas, actualmente, sin un uso médico aceptado y un elevado potencial adictivo) en un medicamento que pudiera recetarse.

Los resultados de los primeros estudios por parte de la MAPS le deslumbraron.

«No podía creérmelo –dice–. Ese día, supe que el 67 % de los participantes en la fase de la prueba ya no cumplían con los requisitos para un diagnóstico de TEPT después de someterse a una psicoterapia asistida por MDMA usando el protocolo de la MAPS».

Gergerian repite: «No podía creérmelo».

El teniente Gergerian estaba descubriendo lo que yo había aprendido en la década de 1980 durante mi tratamiento de psicoterapia con el doctor Robert Kantor, en Atherton (California). Kantor me administró MDMA durante nuestras sesiones, lo que despertó mi interés por estudiar sus potenciales beneficios sanadores. Conocí a Rick en 1985, y hablamos de los profundos efectos de la MDMA para la sanación de los traumas. En esa época, ya éramos conscientes de la eficacia de esta molécula para tratar a la gente con TEPT y otros trastornos. En 1985, la MDMA fue ilegalizada por el gobierno estadounidense.

Después de que la charla de Rick acabase, Gergerian estaba temblando de emoción. Subió al escenario y se presentó.

«Rick me hizo algunas preguntas y averiguó que era un agente de policía en activo y psicoterapeuta. Le dije:

—¿Cómo puedo ayudarte con esto?

Y él me dijo:

—Conviértete en un psicoterapeuta asistido por la MDMA.

Y me dio su tarjeta de visita. Cuando me puse en contacto con él, pasé a formar parte de uno de los primeros grupos en ser formados, y luego se me permitió el acceso a un protocolo de investigación para individuos sanos normales».

Esta prueba de fase 2 de la MDMA para personal que es el primero en intervenir en casos de emergencias, destacado en el documental de Netflix de 2022 *Cómo cambiar tu mente*, desempeñó un papel para modificar la perspectiva y la trayectoria vital de Gergerian. Su participación en el estudio, bajo un protocolo de investigación aprobado federalmente, provocó profundas respuestas emocionales de amor y gratitud, ofreciéndole una perspectiva transformadora sobre el potencial de la terapia asistida por MDMA para abordar los retos del TEPT grave y resistente al tratamiento. Esta prueba, que formaba parte de una serie de estudios dirigidos por la MAPS, tenía como objetivo explorar los beneficios terapéuticos de la MDMA para personas con TEPT, y subrayó lo prometedor de la terapia asistida por la psicodelia. Los estudios clínicos de fase 2, que han sido fundamentales para demostrar la seguridad y la eficacia de la terapia asistida por MDMA, han pavimentado el camino para una mayor investigación, incluyendo los estudios clínicos de fase 3.

Estos estudios subsiguientes buscan consolidar el estatus de la terapia asistida por MDMA como tratamiento potencial para el TEPT, ofreciendo esperanza al personal que es el primero en intervenir en casos de emergencias y a otros que estén enfrentándose a unas cargas psicológicas similares.

«Mi experiencia con la MDMA estaba aprobada federalmente como parte de un protocolo de investigación –apunta Gergerian–. Cuando el medicamento hizo efecto, sentí que me llegaba una profunda y arrolladora sensación de amor, pero lo que sucedió de inmediato justo después de esa sensación de amor fue una sensación de gratitud. Me proporcionó la perspectiva necesaria para saber cómo la MDMA iba a ayudar a alguien que estuviera batallando con la TEPT grave resistente al tratamiento».

Además de ser uno de los primeros agentes de policía en someterse legalmente, a psicoterapia asistida por psicodélicos, Gergerian obtuvo certificaciones en asesoramiento de adicciones, instrucción para la meditación y psicoterapia asistida por sustancias psicodélicas. Gergerian ha fundado un modelo de vigilancia policial «guardiana» que emplea el apoyo de iguales para ayudar a los agentes de policía a evitar el trauma relacionado con su trabajo. Su historia aporta un vistazo a lo prometedor de los psicodélicos para transformar no sólo a las personas, sino también a los sistemas en los que trabajan.

En los cuerpos de seguridad, los agentes policiales tienden a tener un fuerte sesgo contra los «consumidores de drogas». Sin embargo, las percepciones están cambiando gradualmente con respecto a sustancias como la psilocibina y la MDMA, y muchos antiguos estereotipos están empezando a desaparecer.

Hay muchas pruebas anecdóticas de segunda mano que están impregnado, poco a poco, la percepción popular, a medida que más gente se está volviendo consciente de las experiencias de aquellos que han experimentado con medicinas psicodélicas, en contraposición con otros tipos de drogas recreativas e incluso fármacos.

En junio de 2023, hice una presentación en la conferencia de Ciencia Psicodélica patrocinada por la MAPS celebrada en Denver (Colorado). Mientras me encontraba ahí, entrevisté a un grupo de agentes de policía que se hallaba fuera del Centro de Convenciones de Denver.

Cuando se les preguntó sobre sus sentimientos con respecto a la conferencia sobre los psicodélicos, dijeron: «Cada uno de nosotros ha tenido un familiar fastidiado por los medicamentos de las grandes farmacéuticas. Si esta gente tiene algo mejor que ofrecer, está clarísimo que vamos a escuchar».

Los relatos anecdóticos sobre los beneficios de los psicodélicos son especialmente poderosos al proceder de fuentes inesperadas como un teniente de la policía. Sin embargo, para abrirse camino y superar las décadas de desinformación y de una prohibición férrea, es necesaria una información rigurosa para mostrar los beneficios médicos tangibles de los psicodélicos para trastornos concretos, como la angustia al final de la vida.

DATOS ANECDÓTICOS FRENTE A ESTUDIOS DE DOBLE CIEGO

Al igual que Gergerian, los investigadores al frente de la ciencia psicodélica están tendiendo puentes entre reinos enfrentados hace mucho tiempo. Se están aplicando metodologías científicas estrictas a sustancias que se han considerado tabú desde hace mucho tiempo. Las pruebas de doble ciego y controladas por un placebo representan el patrón oro para determinar la eficacia en la investigación médica. Estos rigurosos estudios son la única forma de determinar si los efectos observados de cualquier tratamiento se deben a la propia intervención, en lugar de a factores externos como las dinámicas de control de grupos o las expectativas de los participantes y los investigadores.

Los estudios de doble ciego requieren de una cantidad importante de tiempo, recursos y supervisión para llevarse a cabo correctamente. «Doble ciego» significa que ni los administradores ni los sujetos saben quién recibe el principio activo y quién al placebo hasta que la prueba se ha completado. Este método controla el impacto de los sesgos del investigador sobre los resultados.

Por supuesto, las pruebas de doble ciego no constituyen la única forma de demostrar la seguridad y la eficacia. Las pruebas anecdóticas, acumuladas a lo largo del tiempo, también merecen una buena dosis de credibilidad. Por proporcionar un ejemplo procedente de mi propia vida, cientos de miles de personas se han bañado en las aguas medicinales en el santuario de salud que fundé en 1972 en Wilbur Hot Springs. Es estos últimos cincuenta años no ha habido ninguna queja por parte del Departamento de Salud. Aunque no se ha verificado científicamente mediante pruebas de doble ciego, es científicamente sensato considerar que las aguas son seguras basándose en los cientos de miles de participantes, con una seguridad del cien por cien, a lo largo del período de cincuenta años.

La misma lógica se aplica a los psicodélicos. Millones de personas han usado estas sustancias en un marco clandestino, aunque las salas de urgencias informan de un muy pequeño porcentaje de efectos adversos. Sin embargo, tal y como señala mi colega británico Robin Carhart-Harris, es esencial recordar que incluso un porcentaje pequeño es un número significativo de gente cuando se aplica a una gran población. Así, a medida que el número de usuarios de psicodélicos aumenta, también lo hará el número de personas que experimente efectos adversos. Además, cualquier sustancia en las manos o en entornos equivocados puede ser peligrosa. Tomamos buena nota de que al contrario que la heroína, la cocaína, el alcohol o el fentanilo, no ha habido sobredosis fatales documentadas debidas a la psilocibina o la LSD.

Aunque las pruebas anecdóticas y la experiencia personal tienen un gran significado, los datos sólidos de los ensayos clínicos importan todavía más. No debemos mezclar los dos ni sacar conclusiones más allá de lo que la ciencia rigurosa pueda respaldar. La experiencia a largo plazo con la psilocibina fomenta la confianza en su seguridad, pero sólo las pruebas que cumplen con el patrón oro pueden demostrar la eficacia para su uso médico. Necesitamos pruebas en poblaciones para determinar las dosis adecuadas, comprender los efectos psicológicos, identificar posibles riesgos y verificar los beneficios atribuidos a estas sustancias.

Las pruebas de doble ciego no pretenden reemplazar a la sabiduría acumulada por la experiencia humana a lo largo del tiempo. Sin embargo, en una época en la que cualquier cosa puede comercializarse con una anécdota, la ciencia sirve a modo de bastión contra las fuerzas que se aprovecharían de la confianza de la gente. Los medicamentos psicodélicos son demasiado prometedores y se usan mal con demasiada facilidad como para que reduzcamos nuestros estándares.

Algunos argumentan que el término «doble ciego» es un nombre poco apropiado cuando se trata de sustancias psicotrópicas, ya que los efectos son normalmente notorios no sólo para las personas que reciben la sustancia psicodélica o el placebo, sino también para los investigadores implicados en el estudio, lo que hace que suponga todo un reto mantener la ceguera pretendida.

Tal y como comenta Don Lattin, el autor de varios libros sobre los psicodélicos, entre los que se incluyen *El club psicodélico de Harvard: la historia de cuatro hombres que cambiaron para siempre la manera en la que entendemos el mundo y la mente* (2010) y *God on psychedelics* (2023): «En cierto sentido es un chiste, porque todos saben quién obtiene el placebo y a quién se le ha dado la sustancia».

Una viñeta de la revista *The New Yorker* abordó humorísticamente este problema representando una prueba clínica con un grupo sentado con placidez, mientras que el otro bailaba con delirio, como en el famoso cuadro *La danza*, de Henri Matisse. El pie de imagen dice: «Imagino que somos el grupo de control».

Aunque puede que cegar al grupo experimental pueda resultar desafiante (su experiencia es inconfundible), el grupo del placebo puede ser «inocente» o «virgen», lo que quiere decir que nunca han tomado psicodélicos, permitiendo así la posibilidad de efectos placebo. Aquí es donde entran en juego los controles del placebo de doble ciego. El efecto placebo es fuerte, y en pruebas basadas en la terapia, puede que la medicación sea secundaria con respecto a los efectos de la terapia.

Por lo tanto, los grupos de control son necesarios para determinar si los beneficios percibidos son el resultado de la sustancia o sólo de la terapia. Por ejemplo, tres sesiones de terapia con un placebo pueden desencadenar cambios positivos, pero ¿son equivalentes a la terapia más psilocibina? Sin grupos de control, no podemos saber si la respuesta del grupo experimental difiere significativamente de la del grupo de control.

Además de usar el patrón oro y la metodología del doble ciego, los estudios de los psicodélicos para la aflicción al final de la vida se han diseñado cuidadosamente: desde la dosificación de la sustancia hasta la selección de los pacientes, su preparación, las sesiones de terapia y los subsiguientes cuidados integrales.

LA SELECCIÓN Y PREPARACIÓN DE LOS PARTICIPANTES

En estudios recientes sobre psicoterapia asistida por psicodélicos para las transiciones al final de la vida, se solicitó que los pacientes tuvieran un diagnóstico de ansiedad, depresión o angustia existencial relacionado con una enfermedad terminal, más comúnmente cáncer.

Por ejemplo, Grob *et al.* (2011) seleccionó a pacientes con cáncer en una fase avanzada que mostraban ansiedad reactiva, mientras que Bossis seleccionó a pacientes con ansiedad y depresión relacionados con el cáncer (Ross *et al.,* 2016).

En la NYU y en el Centro Johns Hopkins, el foco se ha puesto en reclutar a pacientes con un cáncer potencialmente fatal con un mal pronóstico en términos de supervivencia. Los criterios de exclusión han consistido normalmente en problemas de salud inestables como una hipertensión no controlada, además de un historial o una enfermedad actual del espectro psicótico (Ross *et al.,* 2016; Griffiths *et al.,* 2016).

Tal y como explica Bossis: «Buscamos a personas de más de veintiún años, de habla inglesa, sin un historial de psicosis ni de trastorno bipolar (médicamente estables en términos del cáncer y su tratamiento) y que muestren ansiedad, depresión, desesperanza o desmoralización en relación con su diagnóstico».

Antes de la dosificación, los participantes se someten a sesiones preparatorias con sus terapeutas. Grob llevó a cabo reuniones preparatorias para establecer vínculos y preparar el escenario para la experiencia con la psilocibina. Bossis se implicó en sesiones de psicoterapia similares para educar a los participantes en cuanto a qué esperar y para comentar sus intenciones. Algunos pacientes habían tenido experiencias anteriores con sustancias psicodélicas, y otros nunca las habían probado. Independientemente de la experiencia anterior, las sesiones pretendían proporcionar un entorno seguro y alentador para todos los participantes.

La fase de preparación también permite a los terapeutas detectar cualquier problema psicológico que se haya visto exacerbado por los psicodélicos. Tal y como explica Grob: «Hemos visto mucha psicopatología y, si prestamos atención, nos volvemos buenos en cuanto a identificarla cuando la vemos».

La selección y la preparación adecuadas minimizan las reacciones psicológicas adversas.

Gisele Fernandes-Osterhold, una psicoterapeuta del Instituto de Estudios Integrales de California (California Institute for Integral Studies, CIIS), ha estado en la primera línea de la investigación sobre las sustancias psicodélicas en la Universidad de California en San Francisco. Es la directora de asesoramiento de distintos ensayos clínicos sobre la psilocibina en la UCSF, incluyendo uno sobre la ansiedad y la depresión en la enfermedad de Parkinson (*véase* Woolley, 2021). Dados estos papeles, tiene una gran experiencia en la preparación de los participantes y en la orientación durante sesiones psicodélicas. Fernandes-Osterhold colabora con el vanguardista Programa de Investigación Psicodélica Traslacional (Translational Psychedelic Research Program, TrPR) en la UCSF, que estudia cómo las sustancias psicodélicas tienen un impacto sobre el cerebro y la salud mental (Raison *et al.*, 2023).

Reflexionando sobre su experiencia en la preparación de participantes para sesiones psicodélicas, Fernandes-Osterhold explica:

Cuando un participante entra, le preparo para el viaje. Tenemos tres sesiones preparatorias, cada una de ellas de dos horas de duración, en las que nos fijamos en su vida, en quién es, en cómo la enfermedad de Parkinson tiene un impacto sobre sus relaciones, sus emociones, su cuerpo, su entorno y sus perspectivas: ése es el aspecto cualitativo. Y le preparamos en relación con lo que puede ser una experiencia psicodélica. Algunas personas que llegaron a los estudios fueron *hippies* en las décadas de 1960 y 1970 y ya habían tenido experiencias psicodélicas en esa época o en la universidad. Otros no tenían experiencias previas con los psicodélicos antes del estudio. Llevamos a cabo la misma preparación para todos a la hora de hablar de la psilocibina: de lo que hace en el cuerpo, la psique, los procesos de pensamiento y el tipo de experiencias con el que uno puede encontrarse.

Fernandes-Osterhold hace las sesiones preparatorias a medida de cada participante, atendiendo tanto a los «vírgenes» como a los experimentados con respecto a los psicodélicos. Aspira a proporcionar un contexto seguro y a educar a los participantes sobre los efectos del medicamento. Esta selección y el desarrollo de una relación cuidadosas asientan confianza antes de la sesión de psilocibina.

En los estudios sobre la ansiedad y la depresión, uno o dos terapeutas se quedan con el paciente en aras de la seguridad y para aportar apoyo durante las sesiones con dosis de la sustancia, que duran entre cuatro y seis horas. Los participantes permanecen en las instalaciones durante un cierto tiempo después de que los efectos hayan disminuido para asegurar una reentrada segura en la vida cotidiana.

Los guías con una buena formación son esenciales para el éxito y la seguridad del tratamiento psicodélico. Su papel consiste en ayudar a los participantes a sentirse seguros durante la experiencia con la psilocibina sin dirigir el viaje interior del participante. Los guías proporcionan orientación si y cuando es necesaria mientras, al mismo tiempo, permiten que la medicina funcione. Las sesiones de integración posteriores ayudan a los participantes a procesar sus experiencias y a aplicar los conocimientos a la vida cotidiana.

Esta selección, preparación y respaldo terapéutico cuidadosos proporcionan la red de seguridad para que los participantes se abran camino por su experiencia psicodélica.

Aunque una única dosis de psilocibina puede tener un impacto duradero, el trabajo de integración consolida estos cambios perdurables.

La experiencia psicodélica real es como entrar en nuestra mina de oro personal. Las sesiones de integración de seguimiento proporcionan la oportunidad de examinar y pulir las pepitas de oro sacadas de la mina.

ESCOGER LA PSILOCIBINA: LA SUSTANCIA Y LA DOSIS

En todos estos estudios sobre la angustia al final de la vida, se eligió la psilocibina sobre otros psicodélicos como la LSD o la MDMA por diversas razones clave:

Duración de la acción

La principal razón es la duración inferior de los efectos de la psilocibina en comparación con la LSD y algunas otras sustancias psicodélicas. Tal y como explica el investigador y doctor Brian Anderson: «Los efectos de la psilocibina son de menor duración que los de la LSD, por lo que una experiencia de entre cuatro y seis horas de duración es menos agotadora que una que dure entre ocho y diez horas o más».

Este comentario lo repitió Katherine MacLean, una escritora y científica investigadora que llevó a cabo su investigación posdoctoral becada en psicofarmacología con Roland Griffiths en la Facultad de Medicina de la Universidad Johns Hopkins desde 2009 hasta 2012.

«Si apareces a las ocho de la mañana en la Universidad Johns Hopkins para tu sesión con psilocibina, puedes volver a casa para cenar con tu familia», apunta.

Tras su estudio de la psilocibina con Griffiths (MacLean, Johnson y Griffiths, 2011), MacLean fue contratada como miembro del personal docente aspirante a titular en el Departamento de Psiquiatría de la Universidad Johns Hopkins. Sin embargo, abandonó ese puesto en 2013, después del fallecimiento prematuro de su hermana debido al cáncer, y viajó por el mundo antes de asentarse en una granja ecológica con su marido.

En 2015, MacLean cofundó el Programa de Educación Psicodélica y de Cuidados Continuos (Psychedelic Education and Continuing Care Program) en Nueva York y fue su directora inaugural. Allí, dirigió talleres de formación y a grupos de integración mensuales centrados en fomentar la comprensión y reducir los riesgos relacionados con el uso de los psicodélicos.

Al tomar psicodélicos con una duración más larga de sus efectos, el riesgo de efectos adversos puede aumentar.

«Si hablamos de la LSD, podría durar doce horas para algunas personas –me dijo en nuestra primera entrevista–. Es un viaje muy largo, y si te encuentras a medias de un viaje con LSD y decides que no te gusta, te queda mucho territorio por recorrer antes de regresar a casa».

Menos efectos adversos
Aparte de la duración, la LSD también conlleva un mayor riesgo de efectos psicológicos adversos en comparación con la psilocibina. Según Charles Grob, la LSD es «más difícil de controlar y es más probable, en comparación con la psilocibina, que induzca ansiedad o paranoia».

Grob también había pensado en la MDMA para los cuidados al final de la vida, pero por último se encontró con que la psilocibina era un medicamento más adecuado para trabajar con él en un entorno clínico, además de más fácil en cuanto a conseguir su aprobación.

«Había presentado un par de protocolos de uso de MDMA que no fueron aceptados», me dice.

«A finales de la década de 1990, cuando estábamos presentando estos protocolos, hubo una gran controversia con la neurotoxicidad de la MDMA. Incluso se sugirió que la gente joven que estaba tomando MDMA corría el riesgo de no sólo padecer trastornos relacionados con el síndrome serotoninérgico, sino también trastornos dopaminérgicos, como la enfermedad de Parkinson».

Desde la década de 1990, muchas de las preocupaciones sobre la presunta neurotoxicidad de la MDMA se han resuelto. Resulta que el estudio principal, realizado por el doctor George Ricaurte, sobre el que se basaban estas alegaciones de neurotoxicidad, se vio, más adelante, que tenía defectos graves, por no decir flagrantes. A pesar de la importante imprecisión de los resultados de Ricaurte, éstos se les presentaron a los políticos estadounidenses como basados en los hechos. Como consecuencia de ello, el estigma relacionado con la MDMA sigue siendo mucho más potente que el estigma que rodea a la psilocibina. Es difícil modificar las viejas prohibiciones, incluso las falsas.

La percepción del público

Al igual que la MDMA, la LSD, carga con un estigma persistente y duradero, y con controversia desde la década de 1960.

Tal y como apunta Thomas Roberts, el académico y autor de *Mindapps:* «Imagina proponer una investigación de la LSD a una Junta Institucional de Revisión cuyo conocimiento proceda sólo de los políticos y los medios: dañaría gravemente la reputación de la universidad». Por lo tanto, el estigma público que rodea a la LSD hizo de la psilocibina una opción más pragmática.

Roberts señala, además, que la psilocibina funciona sobre la psique de forma muy similar a la LSD. «Simplemente tienes que tomar una mayor dosis para conseguir los mismos efectos».

«La psilocibina es más difícil de pronunciar y deletrear que la LSD –añade–. Creo que eso forma parte de la divertida pequeña diferencia».

Producción estandarizada

Un aspecto negativo del uso de la psilocibina por delante de compuestos farmacéuticos como la MDMA y la LSD en los escenarios clínicos es que es más difícil estandarizar una dosis, que es un requisito de la FDA, debido que se encuentra de forma natural en ciertas setas.

Este reto se abordó de forma eficaz con la invención de la psilocibina sintética, permitiendo una dosificación precisa y estandarizada para la investigación, a diferencia de las setas ecológicas, que tienen unas concentraciones de psilocibina variables. Nicholas Cozzi, del Centro Médico de la Universidad de Wisconsin, además de ser su fundador, junto con el Instituto de Investigación Alexander Shulgin (Alexander Shulgin Research Institute), donde trabajo como asesor jefe, recibió la autorización, por parte del gobierno, para producir psilocibina sintética.

Andrew Penn, un enfermero psiquiátrico practicante colegiado que ayudó a supervisar el estudio de la psilocibina llevado a cabo en la UCSF, explica: «La FDA no permitiría el uso de setas trituradas debido a la variabilidad en cuanto a su contenido en psilocibina. De forma muy parecida a cómo las distintas variedades de cannabis tienen concentraciones variables de THC, CBD y los otros cannabinoides, hay una considerable variabilidad en cuanto a la cantidad de psilocibina en el cuerpo fructífero de la seta» (Daws *et al.*, 2022). Por razones pragmáticas y científicas, la psilocibina sintética surgió como el psicodélico óptimo para estudiar rigurosamente el contexto de la angustia al final de la vida.

DOSIFICACIÓN

A lo largo de los años, los estudios que implicaban a pacientes con cáncer han comparado un rango de dosis de psilocibina para conseguir un equilibrio entre la seguridad y la eficacia. Grob y sus colegas emplearon una dosis moderada precavida de 0,2 miligramos por kilo de peso corporal en su pionero estudio de 2011 (Grob *et al.*, 2011). Para una persona de 68 kilos, esto equivale a unos 13,6 miligramos de psilocibina.

Bossis y su equipo administraron una dosis ligeramente superior de 0,30 miligramos por kilo de peso corporal (Ross *et al.*, 2016). Por lo tanto, para una persona de 68 kilos, esto equivaldría a 20,5 miligramos de psilocibina.

Griffiths y sus colegas (2016) compararon dosis bajas de 1-3 miligramos por 70 kilos de peso corporal con dosis elevadas de 22-30 miligramos por 70 kilos. La dosis alta de 22-30 miligramos equivale aproximadamente, a 3-4 gramos de setas secas para un adulto medio.

En aras del contexto, de acuerdo con el afamado explorador psicodélico Terence McKenna, 5 gramos de setas secas se consideraban una «dosis heroica». Con unos niveles medios de alrededor de un 1 % en las setas secas, esto equivale a unos 50 miligramos de psilocibina. McKenna creía que una dosis heroica de setas podía dar lugar, de forma fiable, a la experiencia conocida como la muerte del ego o la disolución del ego, en el que el sentido de la identidad de una persona con su cuerpo físico y con otros marcadores de la identidad se desvanecen en forma de una especie de consciencia cósmica o unidad con el universo.

Los estudios aquí referenciados aspiraban a usar dosis lo suficientemente altas para provocar unos efectos clínicamente significativos al tiempo que se minimizaba el riesgo de experiencias psicológicas gravemente desafiantes.

Empezar con unas dosis más bajas ayudó a determinar la seguridad antes de ir aumentando la dosis de manera gradual para identificar el rango terapéutico ideal.

Aunque las dosis en miligramos parecen pequeñas, la psilocibina es muy potente, incluso a niveles por debajo de una «dosis heroica». Tal y como apunta MacLean, en el caso de la psilocibina, «No es un efecto químico sólo, sino que es el contexto más la química» lo que determina la experiencia.

El entorno y la mentalidad, o el «escenario y el marco» son variables críticas junto con la sustancia y la dosificación. Las sesiones de preparación ayudan a los pacientes a sentirse seguros, orientados y dispuestos a entregarse a la experiencia. La presencia compasiva de los terapeutas y el seguimiento subsiguiente son vitales para ayudar a los pacientes a materializar las percepciones.

El análisis riguroso de la dosis-respuesta ha permitido a los investigadores determinar pautas de dosificación específicamente para marcos supervisados a nivel clínico. Unas dosis inferiores correlacionadas con el peso de 10-15 miligramos pueden proporcionar una introducción más suave a la psilocibina, unas dosis moderadas de unos 20 miligramos equilibran la seguridad y la eficacia para muchos, y dosis de hasta 30 miligramos parecen potenciar las experiencias de tipo místico que pueden ayudar a los pacientes a encontrar un nuevo sentido y enfrentarse a su ansiedad relacionada con la muerte.

Aunque resulta desafiante definirlos científicamente, los cambios cualitativos en cuanto a la consciencia pueden ser claves para el potencial terapéutico de la psilocibina. Esto hace que surja la pregunta sobre cómo las experiencias místicas subjetivas pueden cuantificarse y reconocerse como «beneficios médicos tangibles» para garantizar el uso médico legal.

LA MEDICIÓN DE LOS RESULTADOS

Los estudios emplean distintas escalas psicométricas para valorar los efectos psicológicos del tratamiento con psilocibina tanto durante las sesiones como a lo largo del período de seguimiento.

La herramienta mejor conocida es el Cuestionario de la Experiencia Mística (CEM), creado en 1962 por el doctor Walter Pahnke, el médico y ministro de la Escuela de Teología Harvard que fue responsable del ahora famoso «Experimento del Viernes Santo».

El CEM original, que constaba de 39 ítems, aspiraba a cuantificar las experiencias de tipo místico que los investigadores hipotetizaban que estaban vinculadas a importantes transformaciones psicológicas.

Bossis explica que el CEM mide aspectos clave de la experiencia mística, incluyendo «una sensación de unidad con todas las cosas, una sensación de carácter sagrado o humildad, encontrándose con una realidad definitiva que habla con una autoridad profunda, y la inefabilidad de trascender el tiempo y el espacio normales».

En la década de 1970, Bill Richards, el pionero de la ciencia psicodélica, redujo el CEM a treinta afirmaciones que los participantes valoran en una escala que va de «no, en absoluto» hasta «extremo». Esta versión simplificada proporciona valoraciones numéricas para cada dimensión de la experiencia mística.

Instrucciones: echando la vista atrás hacia toda tu sesión con psilocibina, valora el grado en el que, en cualquier momento durante tu sesión, has experimentado los siguientes fenómenos. Responde a cada pregunta de acuerdo con tus sensaciones, pensamientos y experiencias en el momento de la sesión con psilocibina. Al llevar a cabo cada una de tus valoraciones, usa la siguiente escala (MacLean, 2012):

- 0: ninguno (en absoluto)
- 1: tan ligero que no puedo decidir
- 2: ligero
- 3: moderado

- 4: fuerte (equivalente en su grado a cualquier otra experiencia fuerte)
- 5: extremo (más que cualquier otra vez en mi vida y más fuerte que 4)

1. Libertad de las limitaciones de tu yo personal y sentir una unidad o vínculo con lo que se sintió que era mayor que tu yo personal.
2. Experiencia de ser de forma pura y de conciencia pura (más allá del mundo de las impresiones de los sentidos).
3. Experiencia de unicidad en relación con un «mundo interior» en tu interior.
4. Experiencia de la fusión de tu yo personal en un todo mayor.
5. Experiencia de unidad con la realidad definitiva.
6. Sensación de que has experimentado la eternidad o la infinidad.
7. Experiencia de unicidad o unidad con objetos y/o personas percibidas en tu entorno.
8. Experiencia del conocimiento de que «todo es Uno».
9. Conciencia de la vida o de la presencia viviente en todas las cosas.
10. Obtención de conocimientos profundos experimentados a un nivel intuitivo.
11. Certeza de un encuentro con la realidad definitiva (en el sentido de ser capaz de «saber» y «ver» lo que de verdad es real en algún momento durante tu experiencia).
12. Estás convencido ahora, al echar la vista atrás sobre tu experiencia, de que en ella encontraste la realidad definitiva (es decir, que «supiste» y «viste» lo que de verdad era real).
13. Sensación de estar a una cierta altura espiritual.
14. Sensación de reverencia.
15. Sentir que experimentaste algo profundamente sagrado y divino.
16. Experiencia de asombro.
17. Sentimientos de ternura y dulzura.
18. Sentimientos de paz y tranquilidad.
19. Experiencia de éxtasis.

20. Sensación de admiración o genialidad.
21. Sentimientos de alegría.
22. Pérdida de tu sentido usual del tiempo.
23. Pérdida de tu sentido usual del espacio.
24. Pérdida de la conciencia usual sobre dónde estuviste.
25. Sensación de estar «fuera del» tiempo, más allá del pasado y el futuro.
26. Estar en un reino sin límites de espacio.
27. Experiencia de atemporalidad.
28. Sensación de que la experiencia no puede describirse adecuadamente con palabras.
29. Sensación de que no podrías hacerle justicia a tu experiencia describiéndola con palabras.
30. Sensación de que sería difícil transmitir tu propia experiencia a otros que no han vivido unas experiencias similares.

Tal y como señala Bossis: «El CEM ha aguantado bastante bien desde hace ya sesenta años para captar la naturaleza cualitativa de estas experiencias».

Su equipo empleó una versión del CEM revisado por Griffiths en el Centro Johns Hopkins.

Los primeros estudios de Griffiths encontraron un vínculo claro entre unas puntuaciones más altas en el CEM y unas mayores reducciones en la angustia relacionada con el cáncer.

Tal y como resume Bossis: «Los que vivieron la experiencia mística, tomando como parámetro el CEM, tuvieron un mayor grado de reducción de la depresión, la ansiedad, la desesperanza y la desmoralización».

Esto se alinea con mi propia experiencia. Mientras pueden surgir estados trascendentes mediante actividades como el amor o la naturaleza, nada se compara a la unidad, lo sagrado y la inefabilidad ocasionada por los psicodélicos a altas dosis.

Bossis también señala que una experiencia puede seguir siendo terapéutica sin el misticismo clásico: «La gente puede revisitar su vida, resolver conflictos, sentir perdón y amor. Esos resultados no sólo tienen por qué darse en esta dimensión mística».

Pese a ello, los datos del CEM sugieren que la dimensión mística es clave para la eficacia de la psilocibina. El estudio de seguimiento de Griffiths de 2016 encontró un descenso duradero de la depresión y la ansiedad, junto con una mejora de la calidad de vida, del sentido y del optimismo catorce meses después de una única dosis de psilocibina, principalmente para aquellos con unas altas puntuaciones en el CEM. Más allá del CEM los investigadores han empleado otras escalas para valorar distintas facetas de la experiencia psicodélica. Por ejemplo, la Escala de Trascendencia de la Muerte (Hood y Morris, 1983) mide cómo las personas perciben la muerte, mientras que la Escala de Propósito en la Vida (Robbins y Francis, 2000) mide la sensación de sentido en la vida de una persona. Estas medidas aspiran a cuantificar experiencias subjetivas complejas en términos que la FDA puede reconocer como «beneficios médicos tangibles». Sin embargo, e indudablemente, se pierden algunos matices en la traducción. Carecemos de un lenguaje para transmitir con plenitud la profunda esencia de estas experiencias.

Los datos acumulados han determinado unas correlaciones claras entre los efectos de la psilocibina sobre distintas escalas psicométricas y el alivio duradero de la angustia al final de la vida. Estos estudios pioneros aportan argumentos convincentes sobre la seguridad y eficacia de la psilocibina cuando se administra en un entorno controlado.

Terapia de grupo: ¿el futuro de la medicina psicodélica?

En 1968, tras abandonar la Universidad de Míchigan para seguir una trayectoria profesional fuera del mundo académico, fundé una clínica en San Francisco llamada Instituto Gestalt para Psicoterapia Múltiple (Gestalt Institute for Multiple Psychotherapy). El nombre generaba una cierta confusión, pero su significado era que dos terapeutas estaban presentes en cada sesión de terapia: una técnica que adopté de la vanguardista Clínica Psiquiátrica de Atlanta (Atlanta Psychiatric Clinic), dirigida por los doctores Carl Whitaker y John Walkington. Estaban llevando a cabo un trabajo innovador en psicoterapia, y se vio que la táctica del uso de múltiples terapeutas era profundamente eficaz y muy superior a lo que podía conseguir un único terapeuta.

En la actualidad, instituciones como la Universidad Johns Hopkins y la NYU están empleando el mismo protocolo con dos terapeutas en sus investigaciones psiquiátricas. Esta precaución extra se percibe como particularmente segura por parte del gobierno y de las Juntas Institucionales de Revisión (Institutional Review Boards, IRB). Sin embargo, en mi opinión, este modelo no será práctico y resultará demasiado caro a largo plazo, como sucedió en mi clínica. Era demasiado costoso tener a dos médicos presentes en la misma sala con un paciente. Esto habría significado tratar sólo a los superricos, lo que no se ajustaba a mis convicciones políticas.

Un ensayo clínico llevado a cabo por el doctor Manish Agrawal en el Aquilino Cancer Center en Maryland estudió la viabilidad de emplear un modelo de terapia de grupo para reducir los costes relacionados con los múltiples terapeutas en cada sesión. El estudio se realizó en colaboración con la compañía de salud mental Compass Pathways, que, en 2018, recibió una designación por parte de la FDA como de terapia revolucionaria para la terapia con psilocibina para la depresión resistente al tratamiento (este estudio es el que se menciona en la referencia Compass Pathways, 2021 en la lista de referencias bibliográficas).

El Healing Center, en el Aquilino Cancer Center, fue designado específicamente con cuatro salas para la terapia con psilocibina y un área de observación para que el terapeuta jefe facilitara el modelo de terapia de grupo. Esto permite que cuatro pacientes sean tratados por cinco terapeutas, en lugar de que sean necesarios ocho terapeutas para cuatro personas, como en los protocolos tradicionales. Según el doctor Agrawal, este enfoque proporciona un ahorro no sólo en términos de las horas de trabajo de los terapeutas, sino también beneficios terapéuticos, ya que los pacientes que pasan por tratamientos contra el cáncer en grupo suelen desarrollar un sentimiento de comunidad y respaldan el viaje de recuperación los unos de los otros.

El estudio en el Aquilino Cancer Center aspira a valorar de manera rigurosa el modelo de la terapia de grupo tanto clínica como económicamente. Si el protocolo es aprobado por los legisladores, esto podría expandir significativamente el acceso a la terapia psi-codélica reduciendo los costes de múltiples terapeutas individuales necesarios para cada sesión.

RESULTADOS INICIALES:
UN ENFOQUE VIABLE E IMPORTANTE

Hasta la fecha, los estudios sobre el cáncer han demostrado que la psilocibina combinada con la psicoterapia puede reducir de manera significativa y duradera la angustia al final de la vida.

Por ejemplo, el estudio piloto de Grob en 2011 que implicaba a doce pacientes con cáncer avanzado representa un esfuerzo temprano por restablecer la seguridad de la psilocibina. Con una dosis moderada de 0,2 miligramos por kilo de peso corporal, Grob no encontró efectos adversos graves relacionados con la psilocibina.

En mediciones psicológicas reportadas por él mismo, Grob encontró tendencias hacia una menor ansiedad y síntomas depresivos que persistían entre semanas y meses después del tratamiento en el grupo al que se le administró psilocibina en comparación con el grupo que recibió el placebo. Por ejemplo, en el Inventario de Depresión de Beck, las puntaciones de los pacientes tratados con psilocibina se redujeron casi un 30 % desde la primera sesión hasta un mes después de la segunda sesión. Estos efectos no alcanzaron una significancia estadística debido al pequeño tamaño de la muestra del estudio, pero dejó entrever un potencial terapéutico.

En el Cuestionario de Ansiedad Estado-Rasgo, Grob no encontró cambios significativos en la ansiedad-estado, pero sí una reducción significativa en la ansiedad-rasgo a largo plazo tras el tratamiento con psilocibina. Este descenso en el valor de una medición más duradera de la ansiedad sugiere una reducción de los niveles de estrés a lo largo de tiempo.

Once de los doce pacientes informaron de estímulos en su estado de ánimo tras su sesión con psilocibina. Aunque no fue estadísticamente significativo, los participantes también mostraron un estado de ánimo mejorado hasta dos semanas después del tratamiento con psilocibina en la valoración del Perfil de Estados de Ánimo.

Aunque la mayoría de estos efectos psicológicos fueron sutiles y no significativos a nivel estadístico (potencialmente debido a la modesta dosis), este estudio piloto tuvo éxito como prueba inicial de seguridad: el primer paso para revisar lo prometedora que era, clínicamente, la psilocibina. Sin una seguridad y aceptabilidad demostradas para los pacientes, el interés en la terapia psicodélica podría haberse estancado. Sin embargo, proporcionando un marco para la administración segura, Grob ayudó a pavimentar el camino para los ensayos más decisivos que vinieron a continuación.

Llegaron pruebas más sólidas con el ensayo doble ciego de Griffiths de 2016 con cincuenta y un pacientes de cáncer. Una única dosis alta de psilocibina, de aproximadamente 22 a 30 miligramos por 70 kilos de peso corporal, dio lugar a unos descensos significativos en las mediciones de depresión, ansiedad y angustia existencial en relación con el diagnóstico de cáncer, con efectos que duraron más de seis meses para la mayoría de los pacientes. Por ejemplo, cinco semanas después de la sesión con psilocibina, el 92 % de los pacientes mostraron una mejora significativa de sus síntomas de depresión, frente a sólo el 32 % con una dosis muy baja (que fue de 1 a 3 miligramos por 70 kilos de peso corporal). Estos índices de respuesta siguieron siendo destacablemente altos, con un valor del 79 % después de seis meses.

De forma similar, seis meses después, el 65 % del grupo que recibió la dosis alta alcanzó la remisión de su estado de ánimo deprimido, que retornó a unos niveles normales. Esto es destacable, dado que sólo alrededor del 35 % de los pacientes con un cáncer avanzado suelen alcanzar la remisión de la depresión con antidepresivos estándar.

El grupo que recibió la dosis elevada también informó de reducciones que superaban el 50 % en cuanto a la ansiedad, la desmoralización, la desesperanza y el miedo a la muerte. Las mejoras en la calidad de vida y el optimismo fueron similarmente considerables y duraderas.

El estudio de Griffiths sugiere que las cualidades místicas de la psilocibina desempeñan un papel crucial para facilitar estos beneficios. Los que valoraron su experiencia como «muy mística» mostraron las mayores mejoras en cuanto a la actitud, el estado de ánimo y el comportamiento. Permaneciendo desconocedor de las condiciones, Griffiths ocultó los niveles de dosificación, lo que sugiere que sus resultados fueron atribuibles a los efectos de la psilocibina en lugar de a las meras expectativas por parte de los investigadores o los participantes.

Del mismo modo, en el ensayo de doble ciego de 2016 llevado a cabo por Bossis y Ross con veintinueve pacientes con cáncer, una única dosis moderada de psilocibina mejoró rápidamente los síntomas de ansiedad y depresión en la mayoría de los participantes, con beneficios que duraron más de seis meses. La dosis fue de aproximadamente 0,3 miligramos por kilo de peso corporal (muy inferiores a las altas dosis usadas en el estudio de Griffiths). Pese a ello, esta dosis moderada siguió dando como resultado unas reducciones importantes de la ansiedad, la depresión y la angustia existencial relacionadas con el cáncer. Un 83% del grupo que recibió la psilocibina mostró una mejora significativa de los síntomas de la depresión sólo siete semanas después del tratamiento, en comparación con sólo el 14% en el caso del grupo que recibió el placebo. Estos índices de respuesta siguieron siendo de aproximadamente el 60-80% incluso seis meses y medio después. Aunque limitado por el tamaño de la muestra, este estudio mostró que incluso unas dosis moderadas de psilocibina en combinación con la psicoterapia pueden mejorar de manera duradera la angustia relacionada con el cáncer.

Más allá de los síntomas cuantificables, Ross y sus investigadores (2016) se encontraron con que participantes del grupo que recibió la psilocibina valoraron la experiencia como una de las más importantes y espiritualmente significativas de su vida, con más de la mitad de ellos considerándola como la experiencia más importante. Esto cimienta todavía más la proposición de que los fenómenos místicos descritos por los participantes pueden haber desempeñado un papel clave en los beneficios terapéuticos de la psilocibina. De forma similar a los hallazgos del estudio de Griffiths, la intensidad de la experiencia mística de los pacientes estaba correlacionada y predecía la reducción de su ansiedad y depresión. El tratamiento fue seguro, rápidamente eficaz y proporcionó un profundo sentido personal a los participantes.

En 2018, Anderson llevó a cabo un ensayo clínico de etiqueta abierta que estudió la terapia de grupo asistida por psilocibina para quince hombres desmoralizados, que se identificaban como homosexuales y que estaban infectados por el VIH (virus de la inmunodeficiencia humana), convirtiéndolo en el primer ensayo contemporáneo que combinaba la psilocibina con la terapia de grupo. Al iniciar una investigación rigurosa sobre la terapia de grupo con psilocibina, Anderson amplió nuestra comprensión sobre los protocolos de administración seguros más allá de los escenarios individuales. Los participantes recibieron sesiones individuales con psilocibina en el transcurso de un período de once semanas de terapia de grupo. Las dosis de psilocibina oscilaron entre los 22 y los 32 miligramos, con una media de 27 miligramos (Anderson *et al.*, 2020).

Anderson vio que la intervención fue relativamente segura, sin reacciones adversas graves atribuibles a la psilocibina. Sin embargo, hubo un elevado índice de reacciones de ansiedad esperadas y transitorias, con ocho participantes experimentando una ansiedad moderada o grave durante sus sesiones.

En cuanto al resultado primario de la desmoralización, Anderson observó unas mejoras significativas desde el punto de partida hasta el final del tratamiento en un seguimiento de tres meses de duración. Por ejemplo, aproximadamente el 50 % de los participantes mostraron más de un 50 % de reducción de la desmoralización al final del tratamiento.

Además, Anderson observó reducciones de los síntomas de depresión, pena y TEPT.

Sin embargo, no todos los efectos observados pudieron medirse mediante las herramientas de medición usadas en el estudio. «Había cosas en algunas de sus vidas que cambiaron de formas que no captamos en nuestras mediciones –dice Anderson–. Por ejemplo, algunos superaron la vergüenza relativa a su diagnóstico, se volvieron socialmente más conectados o mostraron una reducción de su ansiedad».

A través de un análisis y respaldo adecuados, Anderson demostró la viabilidad de la combinación de la psilocibina con la terapia de grupo para una población compleja de pacientes. A pesar de las limitaciones como el pequeño tamaño de la muestra, los resultados exhiben el potencial de la terapia de grupo con psilocibina como un modelo con una mejor relación coste-eficacia que la psicoterapia individual asistida con psilocibina, al tiempo que proporciona experiencias significativas y beneficios comparables al tratamiento individual.

Con un diseño y una supervisión cuidadosos, los modelos alternativos podrían ayudar a abordar las barreras al acceso mientras se mantienen unos elevados estándares de seguridad. El progreso llevado a cabo en la ciencia psicodélica hasta ahora es histórico, pero ¿ha alcanzado ya un punto de inflexión que ha superado la reversión o podría la puerta volver a cerrarse?

¿HEMOS SUPERADO EL PUNTO DE INFLEXIÓN?

Anderson espera que la psiquiatría alopática convencional siga aprendiendo de los entornos tradicionales en los que las plantas psicoactivas y los psicodélicos han sido usados durante cientos de miles de años para sanar a la gente.

«Soy optimista en cuanto a que podemos encontrar formas de incorporar este tipo de cuidados a veces radicales en entornos convencionales —dice—. Ciertamente, estoy más esperanzado sobre cómo podemos dar con formas de hacer que la sanación psicodélica encaje en entornos convencionales y que lo haga de formas respetuosas y seguras».

El progreso ha sido extraordinario y francamente sorprendente. Para aquellos de nosotros que hemos luchado desde hace mucho tiempo para que esta investigación se convierta en realidad existe la preocupación de que las puertas se cierren de golpe y de nuevo en cualquier momento.

Bossis recuerda que incluso después de la aprobación por parte de la FDA y de la Administración de Control de Drogas (Drug Enforcement Administration, DEA), su equipo y él seguían hablando en susurros con sus colegas. «No hablabas de esto por miedo a cómo se percibiría», me dice.

Cada estudio tenía que demostrar la seguridad de nuevo antes de proceder a la siguiente fase.

Pese a ello, en los últimos años, los órganos legislativos han mostrado generalmente su apoyo.

«Lo que quieren ver es seguridad y eficacia, sobre todo seguridad —explica Bossis—. Eso se estaba mostrando en los ensayos de la Universidad Johns Hopkins y la UCLA, por lo que había una base sobre la que apoyarse. Entonces, nuestro ensayo también mostró seguridad. Fue el inicio de una nueva era».

Para aquellos con cicatrices de batallas pasadas, cada paso adelante sigue pareciendo precario, como si alguien pudiera dar un tirón a la alfombra bajo nuestros pies en cualquier momento. Sin embargo, la generación más joven de investigadores, que no vivieron la larga represión, ven una mayor promesa de progreso permanente.

Anderson me dijo que las partes de las entidades gubernamentales federales y estatales con las que interactúa son «abiertas y alentadoras con aquellos que llevan a cabo un trabajo científico que beneficia a la salud pública». Señaló el hecho de que la UCSF incluso tiene un contrato con la FDA para estudiar a grupos clandestinos que usan sustancias psicodélicas y compartir lecciones sobre seguridad.

«Interpreto eso como una prueba de que buena parte del gobierno federal, o como mínimo las partes con las que interactúo, reconocen la necesidad de aprender más sobre implementar esto bien y de forma segura —profundiza Anderson—. Quieren aprender qué está sucediendo en estos grupos clandestinos, de modo que podamos averiguar las mejores prácticas para incorporar los psicodélicos en entornos regulados al ir avanzando».

Anderson incluso ve el potencial para iniciar estudios en instalaciones reguladas por estados como Oregón, Colorado y California, ya que se encuentran actualmente en el proceso de legalizar y despenalizar psicodélicos.

Puede que el optimismo de la nueva generación sea correcto. El rigor científico de la investigación actual es incomparable, y el potencial terapéutico es innegable. Si seguimos los datos hacia donde nos llevan, es probable que estos tratamientos se asienten en algún lugar de la asistencia sanitaria convencional. Parece que el genio podría, ciertamente, haber salido de la lámpara definitivamente.

CAPÍTULO 4
El mecanismo de acción

Cómo ayudan las sustancias psicodélicas
a los que están muriendo a superar la angustia al
final de la vida

Mi primera experiencia con los psicodélicos como estudiante de posgrado en Míchigan cambió mi comprensión de la vida y de la muerte para siempre. En medio de mi viaje, después de ingerir las cuatrocientas semillas de campanilla azul, cosa que he mencionado anteriormente en este libro, vi lo que parecía mi propio espíritu abandonando mi cuerpo y flotando en el espacio. Allí, en la negrura, había una forma extraña que no debería haber sido estrictamente posible en tres dimensiones: una cinta plana de color rosa que giraba y se daba la vuelta sobre sí misma. Reconocí la configuración de mi visión como una cinta de Moebius: una forma continua con sólo una superficie y un borde.

Flotando a lo largo de esta cinta interminable había esferas de luz (comprendí, de algún modo, que eran almas) repitiéndose en ciclos a lo largo del universo. A veces, gotas de este torrente caían a la Tierra, donde asumían una nueva forma como vida. Observé, anonadado, cómo las fronteras entre la mente y la materia se disolvían. Parecía, en ese momento, que toda separación fluía en un flujo eterno.

Mi visión de la unidad con otras almas en el universo adquirió un nuevo significado e importancia. Observé esta visión a través de la mirada de mi formación como psicólogo clínico, preguntando cómo los conocimientos adquiridos fuera del funcionamiento de la consciencia cotidiana podrían aplicarse a un mundo que necesitaba sanación. Mi tarea ha consistido en seguir este camino.

En los años que siguieron a mi experiencia inicial, supe que muchos otros se habían encontrado con visiones similares. Los psicodélicos parecen proporcionar, de manera fiable, experiencias de unidad, trascendencia del ego y unos límites disueltos que son extremadamente difíciles de captar con palabras. El mundo del arte, como por ejemplo los cuadros de Alex Gray (que muestran a humanos como seres electroquímicos magnéticos), se acerca más a la descripción de la experiencia psicodélica que las descripciones con palabras o los artículos científicos. Pese a ello, aprendemos de la investigación científica que estas experiencias místicas se traducen en forma de beneficios clínicamente significativos, tal y como destacan los estudios clínicos comentados en el capítulo anterior.

En estudios que implicaban a pacientes que se estaban enfrentando a la muerte, la psicoterapia asistida por psicodélicos condujo a unos marcados descensos de la ansiedad, la depresión y la angustia. Para aportar una comparación directa, el 83 % de los pacientes con cáncer mostraron unas reducciones clínicamente significativas de la depresión siete semanas después de una única dosis de psilocibina administrada en la NYU (Ross *et al.,* 2016), y un impresionante 92 % tras una dosis inicial elevada en el estudio en la Universidad Johns Hopkins (Griffiths, 2016). Estos resultados prácticamente no tienen precedentes con el uso de, tan sólo, medicamentos convencionales.

Los mecanismos que hay tras el éxito de los psicodélicos allí donde los tratamientos y medicaciones tradicionales no han proporcionado alivio se están volviendo más claros para mí gracias a mis tutores personales: los distinguidos invitados a los que entrevisté para mi libro *Psychedelic wisdom: The astonishing rewards of mind altering substances.* Las personas que aparecen en esta obra tuvieron la valentía de hablar de forma pública sobre sus experiencias personales con psicodélicos, además de, en algunos casos, sus revolucionarias investigaciones.

¿CÓMO ALIVIAN LOS PSICODÉLICOS LA ANGUSTIA AL FINAL DE LA VIDA?

Los psicodélicos difieren de muchas medicaciones tradicionales de una forma fundamental: actúan principalmente sobre la mente. La palabra *psicodélico* significa «que pone de manifiesto al alma» o «que pone de manifiesto a la mente». Las medicaciones psicodélicas generan experiencias que transforman el sentido de la identidad de la persona, su conexión con los demás y la comprensión de la existencia.

Tal y como explica Anthony Bossis:

«Los psicodélicos nos arrastran hacia la consciencia de una forma que [introduce] paisajes orientados existencialmente. Sacan a la superficie temas relacionados con la impermanencia, la muerte, el renacimiento, la pena […] [y] recalibran con asuntos muy importantes para las personas que están muriéndose».

Bossis cree que estas medicinas tienen un poder particular de sanación transformadora en aquellas personas que se encuentran cerca del final de la vida:

Para la persona cuyo cuerpo está a punto de dejar de funcionar […] esta experiencia trascendental retira la lente […] y le ayuda a verse a sí misma en un […] paisaje más grande. Tiene la capacidad de recalibrar el sufrimiento.

Cuando se alcanza una cierta experiencia, vemos unos mejores niveles de resultados en […] la angustia al final de la vida. ¿Por qué es así? ¿Qué pasa con la consciencia que tiene esta […] esencia espiritual?

Esta conexión entre las experiencias trascendentales y la sanación sigue siendo misteriosa, y pese a ello innegable.

Más allá de las experiencias subjetivas, también hay una base neurobiológica concreta para los efectos ansiolíticos y antidepresivos de la psilocibina.

Los estudios en animales muestran que los psicodélicos serotoninérgicos como la psilocibina reducen la ansiedad. Ensayos en ratones han visto una reducción en los comportamientos propios de la ansiedad tras administrarles psicodélicos, y la modificación de los receptores de la serotonina en el cerebro de roedores afectó a los niveles de ansiedad, lo que sugiere que los beneficios ansiolíticos de la psilocibina podrían estar relacionados con cambios en la señalización de la serotonina.

En los humanos, las diferencias en la densidad de receptores de serotonina en ciertas regiones del cerebro están correlacionadas con los síntomas de ansiedad. Así pues, la psilocibina puede reducir, rápida y duraderamente, la ansiedad regulando a la baja subtipos concretos de receptores de la serotonina.

Varias líneas de evidencia implican a los receptores de serotonina en la depresión: estudios *post mortem* muestran unos niveles elevados de receptores de serotonina corticales en suicidas con depresión. La densidad de los receptores se reduce tras un tratamiento duradero con antidepresivos. Además, la psilocibina potencia la transmisión del glutamato e incrementa la actividad de los receptores corticales de ácido α-amino-3-hidroxi-5-metil-4-isoxazolpropriónico (AMPA), lo que estimula la producción de Factor Neurotrófico Derivado del Cerebro (BDNF, por sus siglas en inglés), que es una proteína vinculada al crecimiento y la plasticidad de los nervios. La regulación al alza del MAPA y el BDNF, conocidos por sus papeles en las repuestas antidepresivas, puede que se encuentren tras los beneficios terapéuticos de la psilocibina.

Investigaciones recientes también subrayan las alteraciones en la corteza prefrontal medial y en la conectividad en la «red neuronal por defecto», que son áreas relacionadas con la depresión a través de su hiperactividad y conectividad. La llamada red neuronal por defecto representa una base neurológica para el ego y la introspección, aportando conocimientos sobre el mecanismo de acción de los psicodélicos. La red neuronal por defecto (RND) es una red cerebral a gran escala que se vuelve activa cuando una persona no está centrada en el mundo exterior y el cerebro se encuentra en un estado de reposo durante la vigilia, como cuando se sueña despierto y se divaga. También está activa cuando se está pensando en otros, en uno mismo, recordando el pasado y planificando el futuro. La RND incluye a la corteza prefrontal medial, la corteza cingulada posterior y el giro angular. Las investigaciones han mostrado que las sustancias psicodélicas pueden reducir enormemente la actividad y la conectividad de la RND. Se cree que esta reducción se encuentra detrás de las profundas alteraciones en el sentido de la identidad, la disolución del ego y la experiencia de la unidad que con frecuencia caracterizan al estado psicodélico. Los patrones de actividad usuales de la RND están alterados, permitiendo un estilo de cognición más libre. Esta alteración temporal de la RND puede permitir que los individuos se liberen de los patrones rígidos y habituales de pensamiento y comportamiento, facilitando potencialmente los cambios de perspectiva y la percepción psicológica.

Además, los efectos a largo plazo de los psicodélicos sobre la RND son de gran interés en el contexto del tratamiento de trastornos de la salud mental. Los estudios han mostrado que la RND está hiperactiva o hiperconectada en los casos de trastornos como la depresión, que da lugar a una reflexión excesiva y a estar centrado en uno mismo. La capacidad de los psicodélicos para reiniciar los patrones de actividad de la RND puede estar detrás de su potencial como antidepresivos y ansiolíticos de acción rápida. La llamada red neuronal por defecto representa una base neuronal para el ego y la introspección, ofreciendo conocimientos sobre el mecanismo de acción de los psicodélicos. Gracias a la nueva tecnología de la imagen por resonancia magnética funcional (IRMf), ahora podemos ver cambios en la actividad de la red neuronal por defecto.

Jahan Khamsehzadeh, autor de *The psilocybin connection,* me describió estudios que mostraban que la RND está hiperactiva en los casos de ansiedad y depresión:

En términos de la neurología, lo que vemos es la llamada red neuronal por defecto en el cerebro que se activa cuando pensamos en el yo del ego, el «yo-yo-yo». Por lo tanto, el foco actúa como función represora para el resto de nuestro cerebro.

La red neuronal por defecto es muy densa en personas con ansiedad y depresión. Si estás constantemente con dolor y alguien te está pellizcando, no puedes evitar pensar en ese dolor y pensar en ti mismo. Todo tu cerebro empieza a hiperconectarse.

El yo del ego es como una voz muy alta que reprime todas las otras voces en el interior. Una vez que eso se acalla y la persona está relajada, en paz y se siente segura, surgen todos los factores subconscientes e inconscientes. Por lo tanto, lo que tendemos a ver es una experiencia unificada en el interior del cerebro que se correlaciona con la experiencia unificada que la gente está teniendo en su interior, con el entorno y con el cosmos».

Mi único problema con esta explicación es que el término «red neuronal por defecto» aplica una jerga informática a las experiencias humanas. El término es demasiado general como para captar la profundidad de las percepciones psicodélicas, lo que refleja un enfoque completo que afecta a las dimensiones física, neurofisiológica, mental, energética y simbólica del ser de una persona.

Los resultados, como apunta Khamsehzadeh, dependen de «cómo [el paciente] está creando significado [...] recreando narrativas del yo, la vida y la reimplicación».

Gisele Fernandes-Osterhold comparte mi escepticismo sobre los intentos de reducir la esencia de la experiencia mística a cambios en la activación de distintas neuronas o regiones del cerebro. Dice:

> [Algunos investigadores] están principalmente interesados en una actividad reducida de la red neuronal por defecto, una reducción de la actividad de la corteza cerebral prefrontal o del sistema serotoninérgico del cerebro. Hay profesionales de distintos campos de la medicina que estudian los mecanismos psicofarmacológicos mediante los cuales la psilocibina provoca alteraciones a largo plazo en las redes corticales. Sin embargo, quiero creer que es un tratamiento holístico. Mientras estudiamos los aspectos físicos y neurofisiológios, deberíamos estar muy interesados en el cuerpo, la mente, la energía, el significado, los símbolos y todo lo que engloba a una persona en ese momento de la vida y cómo obtiene significado de esa experiencia y recrea sus narrativas sobre quién es, qué es la vida y cómo quiere reimplicarse en ella. No creo que sea algo puramente bioquímico.

Gisele considera que se da un cambio fundamental en la consciencia cuando un paciente experimenta una experiencia profunda con los psicodélicos:

> El filósofo alemán Heidegger diferenciaba entre nuestros dos modos de existencia: el modo cotidiano y el modo ontológico. Abordamos la vida viviendo en un modo cotidiano con nuestra consciencia ordinaria, preocupados por las cosas y abordando las opciones y las relaciones de una cierta forma.

Cuando nos sucede algo grande (como una enfermedad que pone en peligro nuestra vida, una ruptura sentimental, la pérdida de un ser querido, o a veces a través de un sueño), puede haber una oportunidad de cambiar ese modo cotidiano por un modo ontológico. Él [Heidegger] habló del modo ontológico como el milagro de ser.

Es casi como si la realidad cambiara justo delante de nosotros frente a una experiencia irreversible, y nos despertara fuera de este modo cotidiano. Es como si el telón cayese y luego apareciera una nueva escena.

Tiendo a pensar en esos momentos como en una confrontación con la muerte. Cuando entramos en contacto con el dolor (cuando nos enfrentamos al sufrimiento y pasamos por él), hay una posibilidad de transformación.

Parece que la clave va más allá sólo de la bioquímica.

SONDEAR LA EXPERIENCIA MÍSTICA

Para los investigadores que buscan resultados publicables, el Cuestionario de la Experiencia Mística (CEM) proporciona una herramienta de valoración cuantitativa para correlacionarla con la mejoría de los síntomas basándose en la potencia subjetiva de la experiencia psicodélica.

Lo psicodélicos desafían a las explicaciones reduccionistas. Sus efectos se propagan por las dimensiones: fisiológica, psicológica, simbólica y espiritual. Disuelven formas habituales de comprender el yo y el mundo, generando unas formas nuevas de significado profundo pero escurridizo.

La psilocibina proporciona a la gente una fuerte sensación de conexión con otros seres humanos y con el planeta. Con más de doscientas especies de setas que contienen psilocibina y que comparten el mismo principio activo psicotrópico, le pregunté a Khamsehzadeh por qué esta seta concreta tiene unos efectos tan positivos y cuáles son los mecanismos que fomentan esta positividad y sensación de conexión. Esto es lo que me dijo:

A lo largo de los años fijándome en ello, he encontrado algunas respuestas muy buenas, pese a que algunas partes siguen siendo un gran misterio.

Si nos fijamos en la propia psilocibina, surge del reino de los hongos, que lleva unos 2,5 mil millones de años en el mundo. Estamos hablando de organismos que crearon la Tierra para que toda la biosfera evolucionara. Toda nuestra trayectoria evolutiva ha estado en la cima de esta red viviente.

En esta red compleja e inteligente que une a todas las plantas del medio ambiente, tenemos a la seta: su sombrero y su pie. Cuando se ingiere, la psilocibina, el compuesto activo que contienen las setas psicodélicas, se une a los receptores de la serotonina 5-HT2A que hay en nuestro cerebro, lo que genera unos estados cerebrales hiperconectados, expande nuestra consciencia y da lugar una sensación de despertar ecológico y de empatía con todo el entorno.

Creo que estos compuestos crecen en el ecosistema para regular la consciencia. Al igual que nuestro cuerpo tiene hormonas y compuestos que generan un estado de homeostasis, el ecosistema intenta hacer lo mismo. Estamos inspirándonos, en parte, en la hipótesis Gaia: la idea de que hay compuestos químicos en el entorno que intentan regular a todos los organismos. Esto nos ayuda a ver lo profundamente inteligentes que somos y lo interconectados que estamos con toda forma de vida.

La Hipótesis Gaia de James Lovelock propone que la Tierra opera como un sistema que se autorregula, en el que los factores vivos (bióticos) y no vivos (abióticos) interactúan para sustentar las condiciones medioambientales propicias para la vida. Esta hipótesis sugiere que la Tierra se comporta como un único organismo, con cada componente interactuando e influyéndose entre sí para mantener un equilibrio. Tal y como implica su nombre, se trata de una *hipótesis* especulativa y no de una propuesta confirmada. No verás el término mencionado en la bibliografía científica relacionada con los beneficios medicinales de las setas que contienen psilocibina.

Tampoco tienes que afiliarte a ninguna creencia religiosa o mística concretas para tener una profunda experiencia de significado renovado en tu vida.

LOS «GRATEFUL DEAD», LOS PSICODÉLICOS Y LA ESPIRITUALIDAD

El icónico grupo musical Grateful Dead fomentó una subcultura espiritual, casi religiosa, en torno a su música, que sirvió a modo de banda sonora para la exploración psicodélica. Su propio nombre (que se traduciría como «Muertos Agradecidos») da una pista de los estados trascendentes que sus conciertos ayudaban a inducir.

En una ocasión, discutí con el erudito religioso Christian Greer sobre el significado que había detrás del inusual nombre de los Grateful Dead. Como puede que recuerdes, durante mi primera experiencia psicodélica experimenté la muerte del ego, la disolución del sentido ordinario de la identidad. Afortunadamente, lo reconocí como un estado transitorio de la consciencia, en lugar de creer que me estaba muriendo, literalmente. Después, sentí una inmensa gratitud por haber entrevisto la realidad, libre de la carga del ego.

Greer señala que «rendir el ego y volverse agradecido para pasar por la muerte de éste» representa una enseñanza central de la sabiduría psicodélica. La comunidad psicodélica perfecta, proponía él, consistiría en un grupo felizmente liberado de las constricciones del ego, viviendo comunalmente más allá de las visiones del mundo condicionadas (por lo que oigo decir a Mariavittoria Mangini, la Hog Farm, en Laytonville, California, puede que sea ese lugar).

Las pruebas del ácido, llevadas a cabo por el novelista Ken Kesey en la década de 1960, introdujeron a miles de personas en la cultura psicodélica mediante la música de los Grateful Dead. Sus letras crípticas se convirtieron en postes indicadores para abrirse camino por estos estados alterados de la consciencia. Incluso surgió un sistema institucional de apoyo con tiendas de campaña médicas en conciertos para ayudar a la gente durante viajes difíciles. Las comunidades «Deadhead» (los seguidores del grupo musical Grateful Dead) desarrollaron y transmitieron técnicas para una exploración segura de las sustancias psicodélicas.

Aunque los miembros originales han envejecido, el legado de los Grateful Dead persiste mediante nuevas generaciones de seguidores y de bandas que tocan versiones de este grupo. Tal y como apuntó Greer, el propio Internet surgió de redes tempranas que compartían grabaciones de espectáculos de los Grateful Dead. El nombre y la música de los Grateful Dead propagó enseñanzas sobre la trascendencia del ego que han echado raíces a través de décadas de buscadores espirituales. Incluso en la actualidad, los valores de los Grateful Dead siguen redefiniendo la religión para la época de la psicodelia, desarrollando comunidades alrededor del dejar ir el control del ego.

LA DISOLUCIÓN DEL EGO

La disolución del ego hace referencia a la pérdida de la identidad del yo y a una sensación de fundirse con todo en el planeta, o quizás en el universo. Es una comprensión de la pequeñez de cada uno de nosotros y, al mismo tiempo, de la conexión con todo. La disolución del ego suele percibirse como una experiencia trascendental. La muerte del ego, por otro lado, se experimenta como si fuera una muerte real, ya que se pasa por una sensación subjetiva de muerte y luego, por supuesto, uno llega a darse cuenta de que simplemente se trataba de una importante experiencia impactante con captar el sentido del miedo a la muerte.

Peter Sjöstedt-Hughes, un filósofo de la Universidad de Exeter y autor del libro *Noumenautics: Metaphysics–Meta-Ethics–Psychedelics*, hace hincapié en la importancia de la precisión al hablar de presuntas experiencias místicas. Cree en profundizar en las definiciones y las comprensiones históricas del término *experiencia mística* para obtener un entendimiento más hondo.

Su convicción es que no todas las experiencias psicodélicas son místicas. «Uno de los cuatro criterios del filósofo inglés Bertrand Russell solía definir el misticismo como que era ir más allá del bien y del mal, con lo que quiso decir ir más allá de la ideología de uno y verla desde arriba», comenta.

El revolucionario libro, publicado en 2021, de Sjöstedt-Hughes, *Modes of sentience: Psychedelics, metaphysics, panpsychism*, incluye una cita del crítico social y filósofo Herbert Marcuse sobre la experiencia psicodélica. En su libro de 1969 *Un ensayo sobre la liberación*, Marcuse señala: «El "viaje" implica la disolución del ego moldeado por la sociedad establecida: una disolución artificial y breve. Sin embargo, la liberación artificial y "privada" anticipa, de una forma distorsionada, una exigencia de la liberación social: la revolución debe ser, al mismo tiempo, una revolución en la percepción que acompañará a la reconstrucción material e intelectual de la sociedad, creando el nuevo entorno estético. La conciencia de la necesidad de tal revolución en la percepción de un nuevo sensorio es, quizás, semilla de verdad en la búsqueda psicodélica».

Sjöstedt-Hughes interpreta que Marcuse dice que la experiencia psicodélica aporta a la persona una perspectiva completamente nueva: no sólo sobre sí mismo, sino sobre la sociedad en general. «Te ves a ti mismo o a la sociedad o a la política bajo una nueva luz, una que quizás nunca hayas imaginado, porque, por supuesto, los psicodélicos pueden llevarte mucho más allá de la imaginación», dice Sjöstedt-Hughes.

Me siento identificado con esto, basándome en mi propia primera experiencia psicodélica, que me embarcó en una misión para hacer que estas medicinas y esta experiencia estuvieran al alcance de todos, de modo que podamos reconocer nuestra interconexión y ya no vivir como si la competición y la victoria fueran la meta final.

Mi sensación de intrepidez frente a la muerte y a la presión social para evitar temas tabú surgió de mis numerosos «encuentros cercanos» con el otro lado: tanto con las experiencias psicodélicas de la «muerte del ego» metafísica como con las experiencias cercanas a la muerte en las que, de hecho, estuve cerca de morir.

Una experiencia cercana a la muerte (ECM) es un profundo evento psicológico que le sucede a una persona que se encuentra cerca de la muerte o en situaciones de intenso peligro físico o emocional, como mis accidentes de moto. Mi experiencia de flotar fuera de mi cuerpo en la oscuridad es un atributo común de las experiencias cercanas a la muerte, junto con la estereotípica «luz brillante al final de un túnel».

Algunas personas que regresan de experiencias cercanas a la muerte informan de haberse comunicado con seres queridos fallecidos. Yo no experimenté la luz brillante ni me comuniqué con los que habían partido, pero sí que oí una voz que me decía que podía seguir marcando una diferencia, lo que, a su vez, acabó marcando una diferencia crítica en mi propia decisión de luchar por mi vida.

Una vez más, y hasta este día, la ciencia no tiene forma de confirmar la validez de estos relatos que parecen sobrenaturales en términos materiales, pero podemos hablar de los efectos tangibles que tienen en la persona cuando regresa a «este mundo».

Bossis me dijo que alrededor del 10-20 % de la gente que vive experiencias cercanas a la muerte tiene experiencias místicas similares a las de aquellos que participan en sus estudios sobre los efectos de los psicodélicos y la angustia al final de la vida.

«Son diferentes en ciertos aspectos, pero los valores son los mismos en lo tocante al amor, la conexión y la carencia de miedo cuando regresan a la consciencia», dice Bossis.

«Ese efecto es prolongado. La gente con ECM parece, durante el resto de su vida, estar menos asustada. Creo que, si estas experiencias se tuvieran antes en la vida, eso, idealmente, ayudaría a alguien a recalibrar con un mayor sentido de ecuanimidad mientras pasa por esta increíble vida, en la que la gente suele estar paralizada por el miedo al final».

Parecería que hay algunos rasgos comunes entre las experiencias cercanas a la muerte, la «muerte del ego» y la muerte real. Ser testigo de la inevitabilidad de la muerte, experimentarla directamente, reduce la ansiedad y el miedo inducidos por la cultura.

Sjöstedt-Hughes especula que esta nueva actitud sobre la hipocresía de la sociedad podría ser la razón por la cual los psicodélicos se han considerado como una amenaza tal. «Creo que ése es un poder de los psicodélicos, y quizás una de las muchas razones por las cuales se prohíben», afirma.

Si la gente deja de tener miedo a la muerte, puede que no siga los preceptos de la Iglesia, que cuando se violan la envía al infierno. Así pues, la Iglesia pierde el poder de controlar el comportamiento, ya que la gente despierta al hecho de que la muerte simplemente forma parte del ciclo de la vida.

Pero pese a todo su poder como catalizadores del cambio social, estas sustancias siguen funcionando o «manifestándose» en psiques concretas. Cuando Marcuse habla de la disolución del ego moldeado por la sociedad establecida, apunta a algo profundo sobre nuestro innecesario miedo a la muerte. Aunque hemos empezado a comprender ciertos mecanismos que están en funcionamiento, sabemos que estas mediciones trascienden a un conocimiento encarnado más allá de la simple razón.

Una teoría completa sobre cómo los psicodélicos ponen de manifiesto sus efectos sigue quedando fuera del alcance de cualquier única obra. Para los que busquen una comprensión más profunda de la fisiología y la psicología implicadas, recomiendo encarecidamente el libro de Jahan Khamsehzadeh, de 2022, mencionado anteriormente: *The psilocybin connection.*

Lo que puedo examinar aquí en mayor detalle, dada mi experiencia como psicólogo clínico, son los síntomas y la angustia que los psicodélicos parecen aliviar.

CAPÍTULO 5

Comprender y tratar la angustia al final de la vida

Al hablar de la psicoterapia asistida por psicodélicos para pacientes que se acercan al final de su vida, nos ocupamos, principalmente, de múltiples formas distintas, pero que se superponen, de angustia: sobre todo de ansiedad, depresión y dolor físico. La ansiedad se pone de manifiesto en forma de un sentimiento vibracional incómodo, que con frecuencia se experimenta en el pecho y el estómago, que trae consigo una sensación de fatalidad inminente: como si algo horrible fuese a suceder pronto. La vibración física de la ansiedad, pese a ser energizante, es sobre todo desagradable.

La depresión, por otro lado, es un estado de tristeza, desesperación y pérdida de interés persistente. La depresión conlleva una perspectiva pesimista con respecto a la vida, de manera que se ve el vaso medio vacío (o peor), y un cielo azul parece gris.

Cuando se experimentan juntas, la ansiedad y la depresión pueden suponer una combinación mortal, alimentándose la una a la otra y con frecuencia conduciendo a ideas suicidas.

Aunque cada una de las formas de angustia está relacionada, podemos beneficiarnos de la precisión al hablar de cada una de ellas individualmente.

La ansiedad

En mi investigación para escribir este libro, he oído cinco miedos comunes que rodean a la muerte que se comentan con mayor frecuencia:

1. El miedo a la incertidumbre: no saber qué conllevará morir o qué le sigue (si es que algo le sigue).
2. Miedo al infierno: un terror existencial que invierte la esperanza y el consuelo de la idea del cielo, transformándola en un miedo al castigo eterno.
3. El miedo a la nada: la muerte es el final absoluto del yo y de la consciencia.
4. El miedo a perder el control y sufrir al morir: que el proceso de la muerte implicará un dolor insoportable, la pérdida del control o la capacidad. Deseamos que la vida termine pacíficamente cuando llegue el momento.
5. Miedo a la soledad o la separación: estar aislado al morir o la pena de dejar atrás a los seres queridos.

El primer paso para desempoderar a nuestros miedos consiste en darles voz. En lugar de llevar a cabo, por adelantado, un inventario detallado de estos miedos, examinaremos cada uno de estos miedos en mayor profundidad en diferentes puntos a lo largo de lo que queda del libro y exploraremos cómo los psicodélicos pueden aliviar la intensidad de cada uno de estos miedos. Sin embargo, para comprender cómo los psicodélicos alivian el miedo y la ansiedad en sentido general, es de ayuda asentar algunas definiciones claras que también he encontrado esenciales en mi práctica clínica.

En la base del miedo a la muerte podemos encontrar la previsión de una amenaza: un peligro claro y presente.

La muerte representa la amenaza definitiva, ya que implica la pérdida del yo y de todo lo conocido. ¿No parecerían entonces racionales las emociones de la angustia, la ansiedad y la depresión?

Como psicólogo clínico, distingo entre los miedos, que pueden ser racionales e incluso respuestas vitales ante situaciones reales que exigen nuestra atención, y la ansiedad, que creamos nosotros mismos incluso en la más segura de las circunstancias. El miedo percibe un peligro real, y puede desencadenar una acción y ayudarnos orientándonos hacia el rumbo adecuado. Si, por ejemplo, vives en la costa y oyes en la radio que hay un aviso de tsunami, puede que te sientas asustado, lo que provocará que huyas para ponerte a salvo; o, si estás arreglando un neumático pinchado en una carretera y temes que un coche pudiera atropellarte, puede que enciendas una baliza o que llames a alguien para que te ayude.

La ansiedad, por otro lado, viene como resultado de amenazas imaginadas o la previsión de desastres que no están justificados racionalmente. La ansiedad surge del interior y no sirve a un gran fin, más que para provocar angustia emocional. El miedo es una importante emoción de advertencia de algo que se encuentra realmente fuera de nosotros que tiene el potencial de hacernos daño. El ejemplo clásico del miedo es ver a un oso en el bosque y luego decidir si luchar o huir.

El miedo también puede traer ansiedad consigo, pero no son sinónimos. La ansiedad se caracteriza por una vibración incómoda que trae consigo una sensación de fatalidad inminente que creas para ti mismo.

La ansiedad puede surgir en cualquier lugar, incluso en un búnker completamente seguro con unos muros de cemento de un metro de ancho, lleno de aire, comida, agua y un retrete.

Por lo tanto, aunque puede que un cierto grado de miedo ante de la muerte pueda ser natural y racional, mi papel como médico clínico implica ayudar a los pacientes a discernir cuándo el miedo ha entrado en una espiral que genera una ansiedad innecesaria y está poniéndoles trabas en lugar de ayudarlos a implicarse en acciones productivas para aliviar su estrés y vivir con elegancia.

Estoy interesado en cómo nos condicionamos para crear distorsiones sobre la muerte que alteran nuestra vida con preocupación, miedo y ansiedad. Después de todo, no podemos cambiar el hecho de que moriremos, pero hay un valor en el hecho de averiguar cómo y por qué generamos ansiedad en relación con morir, para así poder abordar eso con elegancia.

Animo a mis pacientes a considerar sus ansiedades como maestros, en lugar de como tiranos, preguntando: «¿Qué sabiduría has venido a ofrecer? ¿Qué te gustaría que viera?».

Todos podemos identificarnos con la experiencia de oírnos hablando y diciendo, en voz alta, algo en lo que no creemos realmente.

Decimos: «Bueno, espera un momento, perdona. Acabo de decir algo con lo que no estoy de acuerdo en absoluto».

A eso se hace referencia como ser testigo de algo. Estamos escuchando lo que estamos diciendo mientras lo estamos diciendo, y si no estamos de acuerdo con ello, tenemos la oportunidad de retractarnos de ello.

Los psicodélicos son herramientas útiles en este proceso de ser testigo de algo, ya que nos permiten disociar nuestros sentimientos de nuestros pensamientos y nos permiten mantenernos alejados y ser testigos de ambos. Practicar ser testigo o presenciar con psicodélicos puede conducir a la aplicación de técnicas de ser testigo en la vida cotidiana sin la necesidad de psicodélicos. Al igual que la respiración diafragmática, creo que ser testigo es otra herramienta esencial para vivir con elegancia.

Cuando somos testigos de la ansiedad, sentimos y vemos los sentimientos incómodos en el pecho y el estómago. La forma más eficaz de aliviar estos sentimientos es implicarse en una respiración abdominal lenta y regular. Volverse habilidoso con la respiración abdominal es esencial para vencer la ansiedad sin el uso de medicaciones que entumezcan el cuerpo.

Cuando somos capaces de hablar abiertamente sobre la ansiedad relativa a la muerte, la conversación honesta alrededor de ésta concilia nuestra sensación de separación los unos de los otros y nos ayuda a apreciar cada momento como el regalo que es.

La desmoralización

Ser testigo de mí mismo desde el interior durante mis experiencias psicodélicas ha sido una herramienta importante para eliminar mi ansiedad relativa a la muerte y al hecho de morir, incluso al verme enfrentado a dos diagnósticos terminales. Sin embargo, para muchas personas con un diagnóstico terminal, la ansiedad inicial suele dar lugar a un fenómeno secundario: sentimientos de desesperanza o de «desmoralización», tal y como se hace referencia a ello en un entorno clínico.

Tal y como explica Bossis: «La desmoralización es una experiencia horrible que implica una pérdida existencial de significado, una sensación de carga personal, una pérdida de esperanza y una carencia de capacidad para generar sentido».

Aunque la depresión y el síndrome de desmoralización comparten algunas similitudes, como los sentimientos de desesperanza y la pérdida de significado, hay importantes distinciones entre los dos. La depresión es un trastorno de la salud mental caracterizado por sentimientos persistentes de tristeza, inutilidad, cansancio y falta de interés o placer por las actividades. Puede tener distintas causas, incluyendo factores genéticos, biológicos y ambientales. En contraste, el síndrome de desmoralización surge, específicamente, de una circunstancia de la vida, como un diagnóstico terminal, que puede hacer que la desesperación parezca una respuesta lógica.

Otra diferencia clave es que, aunque la depresión suele responder a la medicación y la psicoterapia, el síndrome de desmoralización es resistente al tratamiento con medicación, dada su naturaleza situacional. Esta resistencia al tratamiento puede llevar a los afectados a ser diagnosticados como «resistentes al tratamiento», culpando injustamente al paciente por una enfermedad que, simplemente, todavía no sabemos cómo curar. La depresión y la desmoralización resistentes al tratamiento suponen una forma de culpar al paciente insinuando que, como los médicos y la medicina no pueden curarle, se está «resistiendo» a mejorar.

En el dolor intenso de la desesperanza, uno suele sentirse impotente y solo. La idea de que cualquiera elegiría una angustia así es absurda. Nuestra tarea consiste no en juzgar, sino en intentar comprender y encontrar formas, mediante la compasión, de aliviar el sufrimiento humano en todas sus formas.

Mientras las medicaciones tradicionales han resultado ser ineficaces en cuanto a tratar la desmoralización, Bossis subraya el potencial transformador de lo que él llama «experiencia de generación de sentido».

Según él, la terapia psicodélica desafía a las suposiciones de los pacientes sobre la vida, la muerte y el yo.

Bossis señala que los conocimientos adquiridos durante una experiencia psicodélica relativamente breve ayudan a aliviar la desesperanza de anticipar un final: el momento en el que «lo que sea que yo soy deja de ser».

Estudios tempranos sobre la psilocibina se centraron en aquellos con una depresión incurable, porque los legisladores favorecen la aprobación de fármacos para los trastornos para los que no existe un tratamiento. Los resultados preliminares sugerían que, cuando se administra de manera responsable y acompañada de terapia, la psilocibina ayuda a los pacientes a procesar las ramificaciones emocionales, psicológicas y existenciales de enfrentarse a la muerte.

El doctor Brian Anderson, de la UCSF, explica los resultados de su reciente estudio sobre el uso de psicodélicos para pacientes con VIH terminal. Me dijo:

> En un estudio piloto llevado a cabo por nuestro equipo en la UCSF en 2018 y en 2019, y más adelante publicado en la revista *Clinical Medicine* en 2020, trabajamos con supervivientes a largo plazo del sida que tenían unos sentimientos entre moderados y graves de desesperanza, impotencia y pérdida de sentido de la vida o de un objetivo, cosa que suele verse en la oncología y los cuidados paliativos.
>
> Trabajamos con hombres homosexuales de más de cincuenta años a los que se les había diagnosticado VIH/sida antes de la existencia de tratamientos eficaces. Les dieron unos diagnósticos terminales: se les dijo que les quedaban meses o unos pocos años de vida. Aunque muchos sobrevivieron al obtener tratamientos experimentales y estándar, otros se encontraban aislados al haber perdido a parejas y amigos, además de los apoyos sociales que habían tenido. Algunos sentían la culpabilidad del superviviente y una pena compleja por haber perdido a tantas personas de su comunidad a lo largo de los años. Otros padecían otros problemas de salud como dolor crónico, hepatitis vírica o cáncer. Tenían un historial médico complejo y estaban pensando en el envejecimiento, la fragilidad y la muerte debida a causas distintas al VIH/sida. Aunque el estudio no disponía de cegamiento ni de un grupo de control, mostramos que ofrecer una dosis entre moderada y alta de psilocibina en un entorno individual era seguro y factible en etapas tempranas.

La desmoralización es una forma especialmente desafiante de depresión que se ha mostrado resistente a los tratamientos. De aquí que estos estudios sean prometedores y merezcan una investigación de seguimiento bien diseñada.

El dolor físico

Una tercera área en la que los psicodélicos se muestran prometedores es en la gestión del dolor físico.

Aunque el dolor es, inherentemente, un síntoma físico, parece que los psicodélicos pueden atenuarlo mediante un mecanismo psicolgico.

Personalmente, he visto que la LSD es de ayuda para gestionar mi dolor resultante tanto de las lesiones producto de mi accidente de moto como de problemas relacionados con unos discos intervertebrales comprimidos y degenerativos.

De forma similar a su efecto contra la ansiedad, la capacidad de los psicodélicos para aliviar el sufrimiento físico procede de su capacidad para ayudarnos a observar o a ser testigos de nuestro dolor desde cierta distancia en lugar de simplemente experimentarlo.

Así es como describí mi experiencia durante mi entrevista a Gisele Fernandes-Osterhold, que estaba dirigiendo estudios sobre psicodélicos para aliviar el dolor crónico.

Doctor Richard L. Miller: ¿Puedo apuntarme para ser un sujeto para el estudio sobre el dolor crónico?

Gisele Fernandes-Osterhold: Sí, puedes.

Doctor Richard L. Miller: Sólo estaba medio bromeando. No estoy haciendo broma de verdad, porque padezco dolor crónico, y sé que los psicodélicos me han ayudado mucho en mis propios experimentos. Por supuesto, creo que la razón de que hayan sido de ayuda es que consiguen que vea el dolor en lugar de sentirlo. Por lo tanto, me distancio del dolor, lo que es de ayuda. A veces me convierto en el dolor, porque cuando no hay nada más que dolor, todo es lo mismo. En ocasiones, empleo esa herramienta con éxito.

Gisele Fernandes-Osterhold: Eso es precioso. El propio dolor y tu relación con él pueden convertirse en algo que lo englobe todo. Tú y el dolor os fundís en uno. Y entonces hay momentos en los que puedes trascender al dolor y ser testigo de ti mismo con dolor.

Doctor Richard L. Miller: Me encuentro con que tomar psicodélicos me ayuda a usar mi aparato de televisión interior para ir a la fuente del dolor. Sé exactamente dónde está, entre dos nervios que están pinzados. Uso la cámara interior de mi mente para ir hacia esos nervios e intentar aliviarlos. A veces imagino que les aplico frío para calmarlos. En otras ocasiones intento separar mecánicamente mis vertebras.

Gisele Fernandes-Osterhold: Sí. Si estuvieras teniendo tu sesión de una forma organizada, digamos en un protocolo que implique la psicoterapia, no sólo estarías trabajando con ese dolor de la forma en la que ya lo estás haciendo, fijándote en él, estudiándolo, metiéndote ahí sabiendo qué ayuda a cambiarlo, sino que después tomarías esa información y la procesarías y dirías: «¿Podría hacer las cosas de una forma distinta? ¿Cómo me ocupo del dolor en mi vida cotidiana o en mi cuerpo? ¿Me lleva el dolor a ciertos pensamientos o acciones? ¿Los sigo o no?».

Hay formas simbólicas y habituales en las que uno se implica con el dolor y el cuerpo. A veces, el dolor está intentando ralentizarnos, o nos está pidiendo que hagamos más ejercicio, o que mantengamos una cierta postura corporal o tengamos ciertos hábitos. A veces, eso es algo a lo que prestamos atención, y en ocasiones eso es algo que ignoramos, e intentamos seguir adelante con respecto a ello como si lo desconociéramos. Eso regresa porque está solicitando, de una cierta parte de nosotros o de una cierta forma de ser de nosotros, que nos impliquemos con nuestro cuerpo de una forma que alivie el dolor.

Algunos de los primerísimos estudios sobre la psilocibina mostraron beneficios para los pacientes con dolor crónico. En concreto, el trabajo del doctor Eric Kast reveló que los psicodélicos parecían alterar un ciclo que normalmente se encuentra en aquellos que padecen dolor crónico. Este ciclo implica no sólo la batalla con el propio dolor, sino también la expectativa de un dolor futuro basado en experiencias anteriores.

Kast averiguó que los psicodélicos parecían romper ese ciclo, permitiendo a la gente salir de ese bucle anticipatorio y simplemente estar en el momento presente. «Como resultado de ello, los sujetos del estudio informaron de importantes reducciones en el nivel de dolor y la necesidad de analgésicos narcóticos», señala Kast.

Publicó por primera vez sus investigaciones sobre la LSD como analgésico en 1964. Kast teorizaba que el dolor implica aspectos tanto psicológicos como emocionales, incluyendo las exigencias de atención del cerebro. Como la LSD altera los procesos de atención y tiene cualidades disociativas, Kast estaba emocionado por la expectativa de que pudiera ser el «analgésico ideal» que había estado buscando.

He visto que, en mi experiencia, esto es cierto. El psicodélico reduce mi anticipación del dolor, dando como resultado una experiencia subjetiva de un dolor reducido. Esto se debe a que el importante componente psicológico se ha eliminado, dejando sólo el aspecto fisiológico del dolor.

VIVIR EN EL PRESENTE

La atenuación del dolor físico mediante medios psicológicos nos habla de otra forma en la que los psicodélicos alivian nuestro sufrimiento al final de la vida: permitiéndonos vivir más plenamente en el momento presente. Durante mi experiencia cercana a la muerte tras el accidente de moto, le doy el mérito de haber sobrevivido a ser capaz de estar presente para mi respiración, una técnica que aprendí en Esalen, además de a partir de mis experiencias con los psicodélicos. Tal y como se ha descrito en otro lugar en este libro, la respiración abdominal es una herramienta esencial para eliminar la ansiedad mediante la estabilización de todo el sistema y generando homeostasis.

La microdosificación, que es la práctica de tomar dosis muy pequeñas, subperceptuales, de psicodélicos, ha ganado popularidad en los últimos años por sus beneficios mentales potenciales y su capacidad de potenciar la creatividad y la concentración. Aunque las dosis son demasiado pequeñas como para provocar las profundas alteraciones de la consciencia relacionadas con unas dosis más elevadas, mucha gente informa de mejoras en su estado de ánimo, ansiedad y dolor. Por mi experiencia, la microdosificación fue un tanto útil para reducir mi dolor físico, pero dosis más elevadas, de unos 12-15 microgramos, han sido incluso más eficaces.

Cuando recibí mis diagnósticos de problemas potencialmente fatales, no me vi sumido en una espiral de ansiedad y sufrimiento, preocupándome por un futuro que podría o no materializarse. Ya había lidiado con el miedo y la ansiedad y todo el asunto de la muerte suficientes veces a lo largo de los años, por lo que no afectaron a mi buena onda. En lugar de ello, simplemente seguí con mi vida cotidiana, viviendo cada momento en el presente.

Decía: «Hoy estoy vivo y bien. Dispongo de comida, un hogar acogedor, gente a la que quiero que también me quiere y la energía para funcionar». Después de recibir mis diagnósticos de problemas potencialmente fatales, mantuve mi estilo de vida cotidiano, permaneciendo en el momento presente.

Disponer de las habilidades para permanecer en el momento sin sucumbir a la ansiedad adquirida socialmente y al miedo a la muerte futura consistía en practicar los pasos que pude dar para abordar las emociones mientras seguía con mi vida cotidiana.

Por supuesto, una cosa es decirle a alguien que se está muriendo que «viva el momento», y otra muy distinta es hacer que experimente el presente como un regalo que se despliega y que es interminable. Vivir el momento lleva práctica a lo largo del tiempo.

Tanto los psicodélicos como las experiencias cercanas a la muerte pueden provocar un despertar radical al presente, hasta el punto de que cualquier dolor o preocupación que tengamos con respecto al futuro puedan retroceder a un segundo plano.

Los psicodélicos no son una píldora mágica que, de repente, elimine todo el dolor, el miedo y el sufrimiento. En lugar de ello, trabajan ayudando a los pacientes a ser testigos y a redefinir su sufrimiento y a hacer las paces con la vida en sus términos.

Incluso algunos científicos que han desarrollado una carrera profesional con el estudio de los efectos de los psicodélicos han recurrido al lenguaje del misticismo (no de la ciencia) para explicar las causas principales de la sanación psicodélica. Algunos han sido críticos con estas cosas nada científicas y otros las han aceptado más. Bossis compartió la siguiente historia:

Hay una carta genial de [Aldous] Huxley a Thomas Merton, el gran místico cristiano, en la que Merton le había preguntado a Huxley sobre los psicodélicos.

—¿Por qué promueves su uso? –preguntó Merton.

Huxley le dice a Thomas Merton que, a pesar de todo el sufrimiento en este mundo y de las dificultades de ser un ser humano, estas experiencias nos muestran que, al final, todo va a ir bien.

Huxley continua y dice:

—Todo es amor y todo es Dios.

Esa sensación de que todo va a ir bien siempre ha sido muy sorprendente.

Es de esperar que en algunos años haya lugares a los que las personas puedan ir al final de la vida para prepararse para la muerte y experimentar una sesión con un protocolo seguro para los psicodélicos que usen. Ésa es la esperanza.

En mi propio caso, continúo con los autoexperimentos con psicodélicos en busca de restos de miedo, pasa sanar las heridas no sanadas, para ver a través de una nueva mirada y para experimentar nuevos mundos. En pocas palabras: para expandir mi consciencia.

SEGUNDA PARTE

LOS PASOS PARA MORIR CON ELEGANCIA

Con el contexto asentado y el mecanismo de acción explorado, dirijamos ahora nuestra atención a los pasos prácticos que se pueden dar para acceder a psicoterapia asistida por psicodélicos de forma segura y legalmente al final de la vida.

Seamos claros: este libro no respalda las actividades ilegales. En su lugar, aspira a proporcionar información para empoderar las decisiones de los lectores. Las investigaciones han demostrado la credibilidad y eficacia de estos tratamientos cuando se administran adecuadamente. Ahora exploraremos su implementación responsable, maximizando sus beneficios mientras se minimiza el riesgo.

Las siguientes páginas proporcionan consejos acumulados a lo largo de décadas de experiencia, además de a través de mis conversaciones con investigadores, psicoterapeutas, filósofos, guías espirituales y cuidadores de personas al final de su vida.

Los pasos descritos incluyen: discernir si el camino de la exploración psicodélica es adecuado para ti, abrirte paso por los panoramas legales, seleccionar a un guía y un enfoque terapéutico, preparar el escenario y el marco, optimizar la experiencia, integrar conocimientos después, enfrentarte a tu mortalidad, afrontar el miedo a la muerte, vivir más plenamente el tiempo que nos quede y, por último, facilitar la propia transición.

Esta orientación no es exhaustiva, sino que más bien subraya consideraciones clave para aquellos que se sienten llamados a la terapia psicodélica para abordar la angustia al final de la vida. Con una presencia compasiva y una integración considerada, estos tratamientos pueden proporcionar consuelo, sentido y valentía a medida que nuestro viaje culmina.

El viaje implica la atención consciente, el aprovisionamiento cuidadoso, el respaldo adecuado y un profundo respeto por estas potentes sustancias. Aunque puede que, a veces, el camino psicodélico pueda ser desafiante, puede orientar a las personas a través del sufrimiento hasta la aceptación, de la ansiedad a la ecuanimidad y del miedo a lo desconocido, a la fe en lo eterno.

Si uno aborda los psicodélicos respetuosa y conscientemente, ofrecen un potencial sin igual para la sanación durante una de las transiciones más preciosas y precarias. Emplea este conocimiento con responsabilidad y compasión para contigo y con los demás. Nuestra esperanza es que estos pasos alivien el dolor y arrojen luz sobre el paso al más allá tanto para ti como para tus seres queridos.

PASO 1
Afrontar la muerte

Durante mis primeras experiencias con los psicodélicos, mi miedo a la muerte se evaporó y fue sustituido por una aceptación tranquila. Comprendí, a un nivel profundo, que la muerte nos llega a todos y que sólo podemos abrazar la vida plenamente viviéndola. Este conocimiento me impactó en mi veintena, durante un período de buena salud y vitalidad, y desde entonces ha moldeado mi visión a lo largo de seis décadas, incluyendo situaciones muy cercanas a la muerte literal. Aunque el foco de este libro son los psicodélicos al final de la vida, uno no tiene, necesariamente, que experimentar un roce con la muerte o recibir un diagnóstico terminal, como me sucedió a mí, para explorar nuevas perspectivas sobre el final de la vida y la muerte.

Pese a ello, hablar de la muerte no es algo que salga de forma natural, incluso cuando ya no la temes. Durante la mayor parte de mi vida he evitado la conversación sobre la muerte, pero no debido al miedo, sino a la reticencia.

No he deseado pasar el precioso tiempo de mi vida hablando de la muerte. Es un hecho que, al igual que todos los demás, falleceré un día. La muerte es una parte natural del proceso de desarrollo: nacemos, vivimos y morimos. Así pues, ¿qué hay que hablar y por qué usamos una energía preciosa de la vida hablando de la muerte?

Aunque estoy muy familiarizado con la experiencia de la muerte del ego mediante el uso de psicodélicos y mis propias experiencias cercanas a la muerte, hablar abiertamente con mis seres queridos del final de la vida siguió siendo poco atractivo. Mi esposa, Jolee, que trabajó más de diez años en un hospital para enfermos terminales, está bastante interesada en hablar de la muerte mientras vive con un hombre que tiene poco interés en hablar del tema.

Cuando ella y sus amigos hablan de la muerte, con frecuencia contesto: «A no ser que prometáis que podré hablar sobre la vida cuando haya muerto, no quiero hablar de la muerte mientras sigo vivo».

Fue necesario que escribiera este libro y que entrevistara a muchas personas que trabajan en los cuidados de personas al final de su vida para que trasladara mi atención a un tema que preferiría haber evitado. Lo hice porque soy, en esencia, un médico, y cuando la gente está sufriendo, quiero ayudar, incluso aunque eso implique cierto sacrificio personal. En este caso, el sacrificio consistía en profundizar en un tema (la muerte) al que no creo que valga la pena dedicar tiempo de vida. Sin embargo, pasar tiempo ayudando a aquellos que temen a la muerte es un empeño al que me he comprometido con todo mi corazón.

En nuestra cultura, la muerte, junto con temas como el sexo, el dinero, la religión y la política, se consideran tabú. Estos asuntos están bastante a menudo rodeados de silencio, se evitan debido al miedo a pasar vergüenza o para evitar conflictos. Mientras hablar de política, nuestras finanzas personales, nuestra vida sexual y de la religión puede suponer un reto, la muerte parece seguir siendo el tema más desafiante de todos. Al crecer en la década de 1950, la enfermedad y la muerte se ocultaban de la mirada de la gente. La gente con cáncer era condenada al ostracismo y se hablaba de ella a sus espaldas. Durante esa época, la gente temía hablar de su propio cáncer o del de otros: era casi como si hablar de ello incrementara las probabilidades de pillarlo. Aunque hemos superado algunos tabús, la muerte sigue envuelta en un manto de misterio para la mayoría.

Tal y como me lo expuso Gisele Fernandes-Osterhold:

Debemos tener en cuenta los aspectos sociales y culturales de cómo gestionamos la muerte, porque nuestra cultura y la sociedad actual niegan la muerte. Es una cultura con fobia a la muerte [...]. Desde hace cien años, la muerte no sólo ha sido medicalizada, sino profesionalizada e invisibilizada.

Nos enfrentamos al miedo a la muerte de formas que la evitan. El miedo a la muerte es generalmente consciente y está reprimido. Carecemos de espacios para hablar de la muerte, procesar el duelo adecuadamente y comprender el miedo a la muerte.

Paradójicamente, señala:

Cuanto más avanza la medicina para prolongar el final de la vida, más se percibe la muerte como algún tipo de fracaso definitivo. ¿Disponemos de tanta medicina, tecnología y pese a ello vas a morir?

Formula esta pregunta de forma retórica, pero su planteamiento nos hace pensar que, de algún modo, estamos haciendo algo incorrecto muriéndonos. Suena absurdo cuando lo decimos en voz alta y, pese a ello, esta suposición domina tanta parte del diálogo subconsciente que nunca sale a la superficie el tiempo suficiente como para ridiculizarla y desvanecerla.

«Es este paradigma de un estado heroico de que todo puede solucionarse con la ciencia y que podemos escapar a lo inescapable», apunta.

El filósofo Charles Bush, que pasó una década trabajando con ancianos en el Fort Bragg, California Senior Center (un centro para gente mayor), observa una evitación similar al hablar sobre el tema de la muerte en el comedor, donde sirvió trescientas comidas diarias durante todos esos años.

Tal y como explica Bush: «Preguntarle a alguien sobre experiencias íntimas como si alguien cercano ha muerto es como preguntar: "¿Compartirías un relato del mejor sexo que hayas tenido?". La gente podría querer compartirlo, pero probablemente no lo hará a no ser que haya una razón inusualmente potente».

Mientras nos vamos acercando a la muerte, las razones para hablar de ella se vuelven más aparentes. Hay varias preguntas importantes que tienes que hacerte antes de que sea demasiado tarde, dejando a tus familiares adivinando tus deseos con respecto a tu último acto y tu despedida final.

A medida que los ancianos se acercaban más al final, Bush observó que aquellos con los que había desarrollado una relación cercana compartían más de sus sentimientos y experiencias con él.

«Durante la mayor parte del tiempo no parecían demasiado temerosos, ansiosos o evasivos con respecto a la muerte –me explica Bush–. Tenían muy claro que la muerte iba a suceder y que probablemente iba a ir bien».

Pese a ello, hablar de la muerte sigue siendo difícil, y sigue habiendo preguntas vitales que siguen sin una respuesta. ¿Cómo y dónde quieres morir y, quizás y más importante, cómo quieres vivir el tiempo que te queda? Para la mayoría, la franqueza y la curiosidad en torno a la muerte llegan muy tarde o no llegan en absoluto.

Para muchos, la parte más difícil de buscar una terapia asistida por la psicodelia consiste en iniciar la conversación. Puede que temas las sanciones sociales o los juicios severos por parte de aquéllos que han sido engañados por el gobierno para que crean que estas medicinas son obra del diablo y que cualquiera al que atrapen con ellas debería ir a presidio. Incluso antes de que llegues al tema del uso de medicamentos psicodélicos al final de la vida, puede que te resistas a hablar, en todo momento, a la idea de la muerte.

Puede que haya llegado el momento de repensarnos nuestro hábito cultural de seguir haciendo que ciertos temas sean tabú. Piensa que ahora, más que nunca, puede que sea sano para nosotros ser auténticos y transparentes con respecto a todos los temas, incluyendo los sentimientos y pensamientos más personales sobre la muerte, la religión, las finanzas personales, la política e incluso nuestra vida sexual. Esto puede sonar ridículo o imposible, pero puedo aseverar que cuando he tenido el privilegio de estar con gente que es auténtica y transparente, eso generó una sensación como ninguna otra. La transparencia es como nadar en oxígeno puro, montar las nubes, bañarse desnudo bajo una cascada un día caluroso o vivir en sintonía con el mundo.

Aunque hay culturas que mantienen rituales potentes que facilitan la transición de los que están muriendo, la sociedad estadounidense ha tenido desde siempre fobia a la muerte a nivel personal. Pese a ello, paradójicamente, a nivel teatral la cultura estadounidense parece estar fascinada con la muerte, tal y como pone de evidencia la popularidad de películas que incluyen o retratan la muerte. En las llamadas «películas de acción», los tipos malos mueren como moscas. En los filmes bélicos, vemos partes de cuerpos volando por la pantalla, y en las películas de misterio vemos el cadáver desnudo en la mesa de la morgue. A veces incluso vemos cómo abren el cuerpo. Sin embargo, siguen siendo películas y no identificamos el cadáver frío y desnudo con nuestra madre, nuestro padre, nuestra hermana, nuestro hermano, nuestro hijo o hija... pese a que podrían serlo y en algún momento lo serán.

Afortunadamente, hay intentos para hacer pasar las conversaciones sobre la muerte de un foco morboso sobre la muerte como el punto final a una celebración de la vida y al despliegue de un proceso que dura toda la vida.

NUNCA SE ES DEMASIADO JOVEN PARA INICIAR LA CONVERSACIÓN

Con frecuencia me he preguntado por qué es tan difícil mantener una conversación sobre la muerte, a pesar de que los temas tabú se habían convertido en algo natural desde el principio de mi trayectoria profesional como psicólogo clínico. ¿Qué es lo que hace que expresar con fluidez pensamientos en torno a la muerte sea tan difícil?

Los psicodélicos me han ayudado a entender que el lenguaje es una acumulación de gruñidos exteriorizados a lo largo de miles de años. Distintos grupos en diferentes regiones del mundo desarrollaron su propia forma singular de gruñir, que finalmente se convirtieron en los idiomas que conocemos en la actualidad. Estos idiomas, o las letras, siguen creciendo y evolucionando. Además de las letras, la transmisión del lenguaje mediante el tono de voz, la intensidad del sonido, la velocidad de la presentación, las expresiones faciales y el lenguaje corporal son partes integrales de la comunicación. La comunicación mediante letras y música es un intercambio de energía que descodificamos. Asimilamos las letras y la música, les asignamos un significado y luego decidimos reaccionar o responder. Normalmente, las reacciones son más impulsivas y menos controladas, mientras que las respuestas son más reflexivas y meditadas. Al aproximarnos a temas tabú para arrojar luz sobre ellos para hacerlos más aceptables en nuestra sociedad, va en nuestro mayor interés ser receptivos más que reactivos.

Adoptando una actitud receptiva y dejando de lado los prejuicios mientras empleamos un enfoque de ser testigos, llegamos a darnos cuenta de que no hay una comunicación inherentemente tabú: todo consiste, simplemente, en comunicación. Los psicodélicos nos enseñan que la forma más pura de comunicación es la de la autenticidad y la transparencia. La comunicación superficial es más como una «comunicación baja en calorías». Sigue habiendo un intercambio de energía con la comunicación superficial, pero no es tan hondo como la comunicación profunda.

Hay una marcada diferencia entre un comentario informal sobre el tiempo meteorológico e implicarse genuinamente con alguien, con contacto ocular y preguntar con sinceridad sobre su bienestar. El contacto ocular cambia el intercambio de energía y lo hace más profundo a un nivel interpersonal. Diviértete y observa a la gente saludándose. Fíjate en el contacto ocular o en la falta de él.

En este contexto, los psicodélicos pueden enseñarnos cómo descifrar la comunicación mediante la comprensión de la música, los tonos, las expresiones faciales y el lenguaje corporal.

En junio de 2023, di una charla en la conferencia de la Ciencia Psicodélica en Denver (Colorado), durante la que pedí al público que se girara hacia la persona que tenía a su lado, la mirara directamente a los ojos y dijera: «Hola, mi nombre es _____, e intentaré tratarte con dignidad, respeto, amabilidad y amor».

Imagina lo distinto que sería el mundo si todos empleáramos este saludo en lugar de darnos la mano, que es la forma antigua de mostrar que no tenemos un cuchillo ni una espada.

Intento vivir mi vida basándome en lo que he aprendido de las experiencias psicodélicas. Estas experiencias me han enseñado que la comunicación suele estar velada y ser compleja. A través de mis experiencias he aprendido a ir retirando capas de complejidad y a comunicarme con sencillez y directamente. Me esfuerzo por ser receptivo en lugar de reactivo, y seguiré practicando la comunicación profunda durante el resto de mi vida.

Ahora regresemos al final de la vida, es decir, a la muerte.

Siobhan Greene, presidenta de la Hospice Giving Foundation, aboga por una transformación del lenguaje en torno a la muerte. «No usamos "al final de la vida" como nuestro lenguaje, sino "*a través* del final de la vida", porque desde el momento en que nacemos, iniciamos una trayectoria de crecimiento, aprendizaje y desarrollo».

Apunta: «El proceso del final de la vida empieza a lo largo de toda la vida […]. Si fuéramos capaces de pensar en ella como en el proceso natural por el que todos pasamos más temprano en la vida, estaríamos mejor equipados como sociedad para comprenderla».

Cuando le pregunté si las familias de la gente que está muriendo también evitan el tema, confirmó mi corazonada.

«Sí, es un asunto muy difícil –me cuenta–. La gente suele tener miedo a hablar de la muerte debido al misterio y el tabú a su alrededor. Sin embargo, creemos que fomentando esta conversación podemos desplazar el foco hacia la belleza y la genialidad de la muerte, en lugar de hacia lo que es amedrentador sobre ella. En esencia, aspiramos a hacer que la gente sea consciente de esta parte natural de la vida, de modo que pueda, ella misma, encontrar alegría en ella o, por lo menos, encontrar paz en ella».

Hay oportunidades en cada etapa de la vida para afrontar nuestra mortalidad y determinar cómo queremos pasar el tiempo limitado del que disponemos. Para aquellos que se están acercando al final, la mayor oportunidad es valorar cada momento. E incluso para el resto de nosotros, afrontar nuestra mortalidad implica abrazar de forma radical el presente, y no «matar el tiempo» esperando a que suceda algún evento futuro. La franqueza con nuestra mortalidad puede darse a cualquier edad, y empieza con el diálogo.

Catherine Durkin Robinson, nuestra primera «*doula* para la muerte» (una persona que proporciona apoyo no médico y holístico a las personas y sus familiares durante el proceso de la muerte) en Estados Unidos dejó clara su misión.

«Mi objetivo consiste en normalizar las conversaciones sobre la muerte –afirma–. Mucha gente teme hablar de ella, o puede que nos veamos desalentados de hacerlo debido a distintas razones. Como parte de mi trabajo, ayudo a la gente a tomarse un momento, mantener una conversación y hacer que sea una parte normal de la vida cotidiana. Es importante invitar a tu familia a unirse a la conversación, de modo que todos podamos estar en la misma onda».

Durkin Robinson sigue explicando: «Aquellos de nosotros que trabajamos en este espacio estamos afrontando nuestra mortalidad a diario. Tendemos a vivir con menos miedo, y eso se debe a que estamos a su alrededor, hablamos de ella, la vemos y sabemos lo hermosa que puede ser».

DOULA POR UN DÍA

Aunque las experiencias psicodélicas me ayudaron a asumir mi mortalidad hace décadas, ocuparme de los detalles prácticos de mi fallecimiento futuro ha supuesto una rémora. Ocuparme del papeleo y de la logística me parece una pérdida de mi tiempo. El hecho de conducir hasta el bufete de un abogado para rellenar documentos me hace pensar en todas las otras cosas a las que podría dedicar mi tiempo en lugar de a eso. De hecho, hay muchas otras cosas que preferiría hacer que ir al bufete de un abogado a rellenar papeles.

Mi esposa mencionó el tema dada su experiencia en hospitales para enfermos terminales, pero pese a ello, yo pensaba que aceptar la inevitabilidad de la muerte era suficiente.

Para superar esta reticencia, Durkin Robinson me acompañó a lo largo de las cuestiones que explora con sus clientes, actuando como mi *doula* para la muerte por un día.

Mi primera pregunta fue, naturalmente: «¿Qué es una *doula*?».

Durkin Robinson explicó que las *doulas* apoyan a la gente a lo largo de las transiciones de la vida, desde el nacimiento hasta la muerte. «Hay *doulas* para el parto que ayudan a la gente a prepararse para el trabajo muy real que conllevan el parto y el alumbramiento para traer a un hijo a este mundo. Además, también están las *doulas* que trabajan con la gente al final de la vida para prepararla para el trabajo muy real de morir. Eso es lo que hago», dijo.

El concepto me intrigaba y hacía que me preguntara quién suele buscar tales servicios y por qué razones. Según Durkin Robinson, la mayoría de los pacientes se ponen en contacto tras recibir un diagnóstico terminal, que oscila entre seis meses y un año de vida, esperando moldear el tiempo que les queda y su muerte en sus términos.

Pese a ello, no todo el mundo espera a padecer una enfermedad terminal para iniciar una conversación sobre su muerte.

«He oído hablar de gente que nunca ha recibido un diagnóstico o que, ciertamente, todavía no lo ha recibido, y me llama porque quiere reducir sus miedos relativos a la muerte» –dijo Durkin Robinson–. Quiere aprender sobre el proceso de la muerte, porque quiere tener una relación distinta con ella que la que quizás tuvieron sus padres».

Algunos de sus clientes son cuidadores de familiares ancianos, mientras que otros «tan sólo sienten curiosidad» por vivir más plenamente ahora afrontando las sombras de la mortalidad. Durkin Robinson también lleva a cabo talleres comunitarios para personas de todas las edades sobre «distintas formas de abordar este miedo que tantos tienen en relación con el final de la vida».

Esto suponía una repetición de algo que Siobhan Greene dijo acerca de la muerte como un proceso *a través* del final de la vida que puede empezar en cualquier momento durante la vida de alguien:

En realidad, si somos capaces de pensar, más temprano en la vida, en la muerte como en un proceso natural por el que todos pasamos, puede que estemos mejor equipados como sociedad para profundizar nuestro entendimiento. Si aprender sobre la muerte empieza en el instituto o la universidad, hay un par de beneficios principales. Uno es que los estudiantes de instituto o los universitarios con frecuencia experimentan la muerte de un abuelo, abuela, tío, tía o, lamentablemente, padres o compañeros. Si no hay un lenguaje para ello, si no hay una sensación de «tenemos que unirnos como sociedad para procesar esto y comprenderlo», se vuelve todavía más difícil y devastador.

Dar a conocer este tema de la muerte a una edad temprana equipa a la gente para estar preparada para la conversación y para comprender lo que significa el dolor. Sabrán que el dolor es normal y que no es algo de lo que necesites olvidarte.

Creo que hay tantas complejidades sobre el morir que, si no hablamos sobre ellas a una edad temprana, pasamos por nuestra vida y perdemos la oportunidad de estar ahí los unos para los otros y comprender el proceso.

Tal y como enfatizan tanto Greene como Durkin Robinson, afrontar la muerte (de forma muy parecida a dar a luz) se beneficia enormemente del apoyo, con independencia de cuándo inicies el proceso.

«En general, una *doula* está ahí para hablar con alguien y respaldarlo en lo que sea que tenga el aspecto de una buena muerte para él —explica—. Por lo tanto, conocemos a nuestros clientes, les hablamos, averiguamos cuáles son sus objetivos, cómo quieren vivir el resto de su vida y cómo quieren morir, y es entonces cuando respaldamos ese viaje».

Mediante la conversación, Durkin Robinson ayuda a confeccionar una «buena muerte» para cada cliente individualmente.

«Más del 80 % queremos morir en casa, pero más del 80 % morirá en un hospital», apunta Durkin Robinson.

Para mí, esa única estadística me dejó clara la razón para planificar.

«Cuando mantenemos conversaciones y establecemos un plan —añade—, incrementas las probabilidades de tener el tipo de muerte que deseas».

La discusión y la planificación en torno a los cuidados al final de la vida proporcionan un grado de control no necesariamente sobre lo que nos sucede, si no sobre cómo podemos gestionarlo.

FACILITAR DIRECTRICES PARA UNOS CUIDADOS AVANZADOS

Catherine Durkin Robinson me guio por los aspectos básicos de la planificación de los cuidados avanzados. Le dije que había hecho testamento, pero que seguía careciendo de unas directrices avanzadas que estipularan mis deseos si perdiera la capacidad de tomar decisiones.

«Consiste en establecer tus planes en caso de que se den ciertas circunstancias», explica para aquellos que no están familiarizados con la idea de una directriz de cuidados avanzados.

«¿Quieres que te mantengan vivo con medidas extraordinarias? ¿Quieres que te retiren la sonda de alimentación bajo ciertas circunstancias? Tienes que asegurarte de que tu familia esté de acuerdo con eso y que vaya a acatar tus deseos cuando llegue el momento».

La planificación de los cuidados avanzados ayuda a evitar la confusión y el conflicto, asegurando que tu equipo conozca y pueda respetar tus decisiones. El enfoque holístico de Durkin Robinson transforma la perspectiva de un proceso sobrecogedor y largo de cuidados avanzados en la posibilidad de una conversación empoderadora con tus seres queridos, generando espacio para expresar cariño asegurándote de que tu muerte se despliegue de forma tan tranquila como sea posible para todos los implicados.

Durkin Robinson recomienda que haya un profesional en la sala para que medie en estas conversaciones con «la gente que va a cuidar de ti o apoyarte». Durkin Robinson dice que con frecuencia ayuda a sus clientes a pasar por los cuidados avanzados paso a paso, de forma que esto no sea tan amedrentador.

> No sólo está ese importante papeleo que rellenar, sino que es, de hecho, importante decirle a tus seres queridos, a tu equipo de apoyo, a tu equipo de cuidados, qué es lo que quieres. Es bueno que redactes tu plan y que luego te asegures de que hay copias disponibles.
>
> Cuando tienes el plan implementado y tus seres queridos no tienen que adivinar cosas ni preocuparse por su papel en él, el miedo y la ansiedad se reducen para todos los implicados.
>
> Un plan para la muerte puede ser un maravilloso regalo que hacer a tus seres queridos, de forma que no tengan que adivinar nada. Se dan muchas discusiones y peleas en las familias porque no tienen ni idea de lo que desea su ser querido, y a veces están tan sólo suponen, mientras unas personas están en desacuerdo con otras. Puedes eliminar todo eso haciendo todo este papeleo por avanzado.

Una *doula* puede desempeñar un papel crítico en este proceso (lo que Durkin Robinson llama conversaciones delicadas), ofreciendo orientación a lo largo del papeleo y en discusiones con familiares o amigos.

Puede que te preguntes por qué estoy dedicando tanto tiempo a estos detalles como los pasos básicos hacia una vida más plena sin hacer ninguna referencia a los psicodélicos. La razón es que nosotros, como sociedad, hemos suprimido estas conversaciones a tal profundidad que incluso aquellos de nosotros que hemos visto nuestra mente abierta por los psicodélicos seguimos necesitando que se nos recuerde esto, a no ser que nos guardemos un paso tan importante para el final, cuando algunos de nosotros no estaremos en condiciones de compartir nuestros deseos con nuestros seres queridos.

Si no estás del todo preparado para rellenar un documento escrito en «jerga legal», puedes seguir dando pasos hacia el afrontamiento de las realidades prácticas de tu muerte en forma de un juego de naipes. Tras nuestra entrevista, Siobhan Greene me envió, amablemente, por correo electrónico una baraja llamada «Lista de deseos» («Go Wish»): un sencillo juego de cartas para desencadenar la conversación sobre el final de la vida de una forma agradable.[1]

Los treinta y seis naipes sobre el final de la vida dicen cosas como: «Que me mantengan limpio», «Tener sentido del humor», «Estar en paz con Dios» o «No ser una carga para mis hijos». Greene explica: «Cuando juegas al juego de cartas, planificas lo que es más importante para ti y luego habláis de ello como grupo».

Prosigue y comparte lo siguiente: «Un año, en el Día de Acción de Gracias, mi esposo, nuestra hija e hijo y sus parejas y yo nos sentamos y jugamos al juego y mantuvimos una conversación. Tuvo momentos típicos de mi familia, con un poco de irreverencia, y todos nos reímos un par de veces con ello, y luego hubo algunos momentos en los que hubo algunas lágrimas en sus ojos. Recuerdo cómo mi hija dijo: "Será desorganizado, y a veces eso está bien"».

Una vez que hayas abierto la puerta a este tipo de cuestiones, rellenar los impresos será fácil.

DE LA NEGACIÓN A LA ACEPTACIÓN

La transición de la negación a un estado de aceptación al verse enfrentado a una enfermedad terminal es un viaje profundo, y los psicodélicos pueden desempeñar un papel importante para facilitar este proceso. Gisele Fernandes-Osterhold reflexionaba sobre el proceso de la pena de acuerdo con Elisabeth Kubler-Ross, la psiquiatra suiza-esta-

---

1. Puedes encontrar esta baraja (en inglés) en la página web de Coda Alliance.

dounidense que había sido su mentora al principio de su trayectoria profesional como enfermera en un hospital para enfermos terminales. Las cinco fases del dolor o la pena son la negación, la ira, la negociación, la depresión y la aceptación.

«Ha sido muy fuerte ver a gente avanzar por esas etapas», dice Fernandes-Osterhold.

La negación es un peligro porque evita que progresemos hacia las fases sanadoras del viaje. En el caso de los pacientes que participaron en su estudio, Fernandes-Osterhold vio cómo los psicodélicos redefinen el diálogo tanto interno como externo:

De evitar hablar de la enfermedad y cómo podría progresar hasta afrontarla, examinarla detenidamente y luego llevar a cabo las interacciones de la vida, ya se trate de buscar una residencia de ancianos, conversar con seres queridos o darse cuenta de que «Estoy vivo y quiero vivir de forma distinta ahora. Padezco la enfermedad de Parkinson, pero eso no limitará todo de mi forma de vivir», y todo lo de ese estilo.

Pasar de pensar en términos de «Voy a morir» a reflexionar sobre cómo y cuándo moriré, y hablar con mis seres queridos sobre eso, hasta ver cómo estoy viviendo y tomando decisiones orientándome hacia la vida forman, todo ello, parte del proceso.

Para muchas personas, mantener conversaciones conmovedoras puede aliviar buena parte de la angustia en torno a la muerte. También puede suponer una oportunidad para hablar de otro gran tabú en nuestra cultura: el tema de la medicina psicodélica. Si estás pensando en buscar tratamiento con psicodélicos, querrás disponer de tanto apoyo como sea posible por parte de tu familia y amigos. Esto empieza por hablarles de tus planes.

PASO 2

Discernir una candidatura
para la psicoterapia asistida
por sustancias psicodélicas

Durante la década de 1980, fui director y jefe médico del Cokenders Alcohol and Drug Program (un programa para dejar la cocaína, el alcohol y las drogas), que creé para abordar la epidemia de esa época. Durante ese tiempo, presencié casos de fallos cardíacos, paradas respiratorias y ataques psicóticos en salas de urgencias de todo el país.

¿El culpable?

No era la LSD, la psilocibina, la MDMA ni la ayahuasca.

Era la cocaína.

Todo fármaco tiene lo que la industria farmacéutica llama «efectos secundarios», un término que se usa para suavizar y restar importancia a la gravedad de los efectos adversos. Sin embargo, todos sabemos que los llamados efectos secundarios afectan a toda la persona y que no se dan «en secreto». Llamo a estos efectos adversos «complicaciones indeseadas de la medicina» (CIM). Hay algunas CIM presentes en los psicodélicos, y los defensores de su potencial medicinal, entre los que me incluyo, deben ser completamente transparentes con respecto a estas CIM en lugar de actuar como las compañías farmacéuticas, que intentan ocultarlos.

Si estás pensando en las medicinas psicodélicas para aliviar la angustia al final de la vida, mereces transparencia y una información completa para decidir si eres candidato al tratamiento.

Vale la pena destacar que no ha habido informes generalizados de personas en la sala de urgencias con complicaciones no deseadas como producto de las medicinas psicodélicas. Sin embargo, cualquiera que esté pensando en estas sustancias para sí mismo o para otros debería informarse de las potenciales complicaciones no deseadas y someterse a un cribado exhaustivo por parte de un profesional competente para asegurarse de que no corra un riesgo grave de efectos psicofísicos adversos.

El doctor Charles Grob y Roland Griffiths, científicos y pioneros de la investigación con sustancias psicodélicas, han dado grandes pasos para establecer un estándar de seguridad para los pacientes y argumentar en favor de la aprobación legislativa de sus ensayos de investigación clínica y, finalmente, de la legalización de estas medicinas.

En los primeros estudios por parte de Grob y sus colegas, excluyeron a los pacientes que superaban una cierta edad. Sin embargo, como sus resultados iniciales mostraron unas complicaciones mínimas, los últimos ensayos han empezado a aceptar a pacientes de mayor edad.

Tal y como explica Grob: «Estamos elevando el límite superior de la edad. La investigación psicodélica estuvo jugando, durante mucho tiempo, a lo seguro y básicamente excluyendo a pacientes de más de sesenta o sesenta y cinco, o quizás setenta años. Para los estudios actuales estamos aceptando a todos los candidatos siempre que cumplan con los criterios generales. La gente no se verá excluida por su edad».

Al hacer una criba de los pacientes para los últimos estudios al final de la vida, muchos participantes seleccionados para su tratamiento con psicoterapia asistida por psicodélicos eran septuagenarios y octogenarios. Los únicos criterios de inclusión fueron que tuviesen un diagnóstico terminal con una esperanza de vida de dos años o menos.

Los estudios en pacientes con diagnósticos terminales implican, inherentemente, a un grupo que corre un mayor riesgo. Sin embargo, la edad por sí misma no es el factor más importante, sino que lo es la presencia de otros trastornos relacionados con la edad, como enfermedades cardíacas, que desempeñan un papel a la hora de determinar la idoneidad.

El doctor Grob explica una historia sobre un hombre de setenta y cuatro años que no era un paciente de sus estudios y que había decidido probar las setas por primera vez.

«Tomó una dosis entre moderada y alta —relata Grob—, y al cabo de una hora había fallecido».

El informe de la autopsia reveló un paro cardíaco como la causa de la muerte, ilustrando los peligros potenciales de tomar psicodélicos fuera de un entorno controlado.

«Puede que padeciera de arritmias subyacentes, posiblemente de FibA,[2] que se vieron desencadenadas por la psilocibina –informa Grob–. Esto subraya el hecho de que tenemos mucho que aprender de los efectos de los psicodélicos sobre la función cardíaca, especialmente en personas con vulnerabilidades subyacentes, que es más fácil que se encuentren en las personas de mayor edad». Como pionero en esta nueva ronda de investigaciones, Grob es un rigorista de la seguridad. De hecho, todos los investigadores con los que hablé, subrayaban lo cuidadosamente que hacían un cribado de los participantes para minimizar las dos grandes categorías de riesgo: el físico y el mental.

Tanto si estás pensando en apuntarte a un ensayo clínico (*véase*, en el caso de Estados Unidos, www.clinicaltrials.gov) como si estás buscando una vía alternativa para el tratamiento asistido por psicodélicos, adoptar un enfoque meticuloso con la selección de los pacientes tiene un valor fundamental crítico.

CONSIDERACIONES FÍSICAS

Algunos de vosotros puede que sepáis que el químico psicodélico Alexander Shulgin y su mujer, Ann Shulgin, que vivieron hasta los noventa y tantos años, experimentaron con compuestos psicotrópicos nuevos durante toda su vida sin ningún efecto negativo aparente o duradero. Albert Hofmann vivió más de cien años, empleando regularmente LSD,

---

2. La fibrilación auricular (FibA) es una arritmia cardíaca (un latido irregular) que puede provocar síntomas como dificultades respiratorias, fatiga, dolor en el pecho y mareos, además de coágulos peligrosos para la vida. La FibA se da cuando las cámaras superiores del corazón (las aurículas) laten irregularmente y desincronizadas en relación con las cámaras inferiores (los ventrículos). Muy frecuentemente, la FibA se corrige al cabo de algunos días. La respiración abdominal y la meditación pueden acelerar el proceso de recuperación. A veces, la FibA puede volverse persistente, en cuyo caso son necesarias la medicación e incluso intervenciones médicas, como la cardioversión o incluso la ablación.

la sustancia química que sintetizó mientras trabajaba para los laboratorios Sandoz. Aunque se desconoce si los psicodélicos pueden prolongar la esperanza de vida, pueden proporcionar una mayor sensación de sentido a la vida, lo que puede muy bien que sea una de las mayores contribuciones para una mayor longevidad.

A medida que las personas envejecen, sus riesgos relativos a la salud aumentan con todo tipo de actividades, y los psicodélicos no suponen una excepción. Según la doctora Julie Holland, investigadora de los psicodélicos, autora y psiquiatra, tener una experiencia psicodélica es generalmente algo seguro, siempre que no haya factores médicos importantes que compliquen las cosas. Como buen indicador, si la persona puede tolerar un ejercicio entre moderado e intenso, probablemente podrá gestionar la intensidad de la experiencia psicodélica.

Para aquellos con problemas cardíacos o hipertensión, los psicodélicos pueden conllevar ciertos riesgos.

El psicólogo clínico Anthony Bossis señala: «Hay algunos riesgos cardíacos para la psilocibina administrada a altas dosis y otros compuestos. La psilocibina incrementa el ritmo cardíaco y la presión sanguínea, por lo que, si alguien se apuntara a un ensayo con un historial cardiovascular conocido, como una presión sanguínea alta o una FibA, eso supondría un criterio de exclusión».

El doctor Brian Anderson, un psiquiatra de la UCSF, coincide: «Una arritmia supondría una preocupación importante. Te lo pensarías dos veces antes de darle a alguien con una FibA una dosis elevada de un medicamento psicodélico. La salud cardiovascular siempre debe tenerse en cuenta en el caso de la terapia asistida por psicodélicos. La mayoría de los estudios han excluido a las personas con problemas cardíacos graves, por lo que hay pocas evidencias científicas que orienten sobre si los psicodélicos son adecuados para ellas. Ciertamente, es necesaria una mayor valoración de sus riesgos y beneficios».

Tal y como me dice Grob: «Los psicodélicos clásicos afectan principalmente a los receptores 5-HT2A, pero también hay otros subreceptores, como los 5-HT2B. Estos receptores se encuentran en las válvulas cardíacas y ayudan a mantener su integridad estructural y funcional. Los daños en las válvulas incrementan el riesgo de una insuficiencia cardíaca congestiva y de arritmias graves».

Tener un marcapasos, como en mi caso, supone riesgos inciertos. Anderson me advierte: «Podrías estar buscándote problemas». Desde que me pusieron el marcapasos-desfibrilador hace tres años, he seguido autoexperimentando con LSD y MDMA sin efectos adversos, pero el riesgo está ahí. En mi caso, con ochenta y cinco años, puedo ser un tanto despreocupado, ya que, ciertamente, es demasiado tarde para decir: «Murió muy joven».

La hipertensión (presión sanguínea alta) puede controlarse, al igual que la taquicardia (un trastorno en el que el corazón late más rápido de lo normal, generalmente por encima de los cien latidos por minuto). La taquicardia puede ser un síntoma de distintos problemas médicos o un efecto secundario de ciertos medicamentos. Al usar psilocibina, como sucede con cualquier otro fármaco, el riesgo de taquicardia en ciertas personas debe abordarse con cuidado.

Plan avanzado

Para las personas que estén experimentando un dolor físico grave, puede que una experiencia psicodélica sea demasiado abrumadora o incómoda como para obtener bastantes beneficios de ella que hagan que dicha experiencia tenga suficiente valor. Los psicodélicos amplifican las sensaciones físicas que pueden, potencialmente, provocar que el dolor físico se convierta en el principal foco de la experiencia. Este cambio en el foco puede hacer que el importante trabajo psicológico interior sea muy desafiante o incluso imposible.

Bossis me dice: «Nunca hemos tenido que parar una sesión porque un participante se saliese de los parámetros que habíamos marcado para el ritmo cardíaco y la presión sanguínea, ya que descartamos a las personas con una hipertensión no tratada o a las que tienen problemas con el ritmo cardíaco. En una persona sana, la presión sanguínea y el ritmo cardíaco se elevan ligeramente sin peligro. No hemos tenido efectos adversos ni eventos graves».

En los estudios de Grob, no hubo ningún incremento significativo de la presión sanguínea. En su trabajo publicado, deja muy claro que «tanto la presión diastólica como la sistólica deben encontrarse dentro de unos parámetros predeterminados, proporcionando así seguridad». Al preguntarle sobre esto, explica:

Y cuando existe el riesgo de unos incrementos inseguros, usamos una dosis moderada [en lugar de una alta]. No tuvimos ningún problema con la regulación de la presión sanguínea, pero tienes razón: a medida que uno envejece, la regulación de la presión sanguínea se vuelve algo más delicado.

La MDMA parece conllevar más riesgos que la psilocibina en cuanto a los problemas cardíacos, ya que contiene anfetamina, que tiene un efecto distinto sobre el corazón. Todos mis colegas a los que he preguntado sobre este riesgo me han aconsejado precaución.

Con dosis más elevadas de psilocibina y LSD, es más probable que pierdas la capacidad de caminar o mantener el equilibrio. Don Lattin compartió conmigo su experiencia con la ketamina, que tiene unos efectos psicotrópicos y disociativos, especialmente a unas dosis elevadas y al administrarla por vía intravenosa. Lattin recordaba una experiencia en la que se administró a sí mismo ketamina y se cayó de la mesa en la que estaba tumbado. Aunque no sufrió ninguna lesión, esto sirve a modo de advertencia y nos recuerda que la supervisión es esencial al administrar dosis elevadas de psicodélicos.

En resumen, aquellos con ciertas dolencias cardiovasculares o problemas físicos deberían tener precaución al considerar la terapia asistida por psicodélicos, ya que la experiencia podría ser demasiado exigente desde el punto de vista psicológico y físico.

COMPLICACIONES FÍSICAS NO DESEADAS DE LA MEDICINA:
ES DECIR, EFECTOS ADVERSOS

1. Un incremento del ritmo cardíaco y la presión sanguínea: los psicodélicos pueden provocar aumentos transitorios del ritmo cardíaco y la presión sanguínea, que sirven a modo de señales de advertencia para las personas con problemas cardiovasculares

preexistentes. Algunos perciben el aumento del ritmo cardíaco en forma de ansiedad.

2. Pupilas dilatadas: muchos psicodélicos pueden provocar dilatación pupilar, que puede conducir a la sensibilidad a la luz.

3. Náuseas y malestar gastrointestinal: algunas personas experimentan molestias estomacales, náuseas o vómitos durante el inicio o la duración del efecto de ciertas sustancias psicodélicas, como la psilocibina y la ayahuasca.

4. Sudoración y cambios en la temperatura corporal: los psicodélicos pueden provocar sudoración, fluctuaciones de la temperatura corporal y sensaciones de calor o frío.

5. Mareo y dificultades de coordinación: pueden darse alteraciones del equilibrio y la coordinación, lo que incrementa esto el riesgo de accidentes o caídas.

6. Alteraciones del sueño: los psicodélicos pueden alterar los patrones de sueño, dando lugar a dificultades para quedarse dormido o a experimentar sueños vívidos.

7. Dolores de cabeza: algunas personas experimentan cefaleas o migrañas durante o después del uso de psicodélicos.

CONSIDERACIONES PSICOLÓGICAS

La psicosis y la esquizofrenia son los principales riesgos en cuanto a la salud mental, por lo cual los ensayos clínicos han seleccionado cuidadosamente a sus pacientes.

Mucha gente que vivió en la década de 1960 sigue teniendo una percepción de los psicodélicos, alimentada por la desinformación gubernamental y la propaganda difundida por los medios, de que sustancias como la LSD provocan roturas cromosómicas y podían hacer que individuos mentalmente sanos se volvieran locos con sólo una dosis. Las estremecedoras historias falsas junto con los relatos de gente que tomaba LSD y se lanzaba al vacío desde ventanas han distorsionado la visión popular de los psicodélicos durante medio siglo.

Ahora comprendemos que los individuos con un historial personal o familiar de trastornos psicóticos deberían evitar las sustancias psicodélicas hasta que dispongamos de mejores herramientas para gestionar los riesgos de episodios psicóticos posiblemente desencadenados por dosis altas de estas sustancias. No hay estudios definitivos en esta área, ya que las personas con trastornos psicóticos suelen ser excluidas de los ensayos clínicos, con lo que tenemos que confiar en las evidencias anecdóticas.

Jahan Khamsehzadeh, autor de *The psilocybin connection,* cree que los psicodélicos pueden, potencialmente, ser útiles para todos, incluyendo a aquellos que padecen trastornos de la salud mental, pero nuestra cultura y sociedad carecen actualmente de los medios para facilitar esto de forma segura. Afirma:

> Creo que actualmente somos incapaces de ayudar a la gente con esquizofrenia y con trastorno límite de la personalidad. Una razón es que pueden estar tan descentrados que no queramos darles una medicación que provoque la disolución del ego cuando puede que, de hecho, necesiten un fortalecimiento del ego. Puede que tengan que profundizar en su sentido de la identidad y encontrar una forma de funcionar en este mundo.

Los psicodélicos generan un estado holotrópico, un estado que se desplaza de forma natural hacia la sanación. Sin embargo, algunas personas puede que necesiten todo un equipo o clínica que esté disponible las veinticuatro horas del día y los siete días de la semana mientras su psique se reestructura y aprende a sanarse. Por lo tanto, creo que llegaremos ahí. Un día, los psicodélicos beneficiarán a todo el mundo, pero en este preciso momento no disponemos de la capacidad para ayudar a todos.

Especial atención para aquellos con trastornos por el abuso de sustancias

En 1985, asistí a un seminario en el Esalen Institute, en California. Me invitaron debido a mi trabajo pionero con el Cokenders Alcohol and Drug Program. El grupo en el Esalen Institute me preguntó sobre la pertinencia de los psicodélicos para la gente que se enfrentaba a dependencias a sustancias químicas. Dije que los psicodélicos podían beneficiar a muchos, pero también subrayé los riesgos implicados. Algunos puede que usen los medicamentos psicodélicos como el camino de vuelta a su adicción, ya que una droga es una droga. Sugerí que los psicodélicos no supondrían una modalidad de tratamiento responsable para este grupo de población hasta que obtuviéramos más conocimientos de las investigaciones. Es similar a cuando aquellos que han estado limpios o sobrios durante mucho tiempo piensan que pueden volver a tomar drogas o alcohol de «forma controlada». Puede que algunos (pocos) lo consigan, pero como no podemos saber quién lo conseguirá y quién no, es arriesgado decir que está bien para todo el mundo. Además, dejar de tomar la droga elegida es sólo una parte de la recuperación química. Uno también debe recuperarse del estilo de vida de la dependencia química que con frecuencia implican las mentiras, los engaños y los robos.

﮼

Debido a razones similares, los estudios suelen excluir a aquellos con riesgo de autolesionarse y a los que muestran ideas suicidas. Tal y como dice Khamsehzadeh: «Debes estar dispuesto a sentir todo del espectro de emociones. Debes estar dispuesto a caminar por el infierno, porque cuando se lleva a cabo correctamente, puede conducir a un paseo por el cielo».

Las experiencias psicodélicas pueden ser psicológicamente desafiantes y pueden enfrentarte a emociones difíciles o partes de ti mismo que anteriormente no estabas dispuesto a encarar.

Tal y como me dice Khamsehzadeh: «Hay peligro de que surjan traumas o aspectos sombríos durante la experiencia que uno todavía no está preparado para encontrarse o asimilar».

INTERACCIONES CON OTRAS MEDICACIONES: RIESGOS DE MEZCLAR ISRS E IMAO

Los psicodélicos pueden interactuar negativamente con la medicación psiquiátrica.

Andrew Penn me informa de que el estudio de la UCSF generalmente requería que la gente dejara de tomar antidepresivos antes de entrer en la terapia psicodélica (Raison *et al.,* 2023).

«La razón de eso es doble –dice Penn–. Una es que ciertos antidepresivos parecen atenuar los efectos de la psilocibina, y la otra tiene que ver con la fidelidad de los dato».

En otras palabras, puede resultar difícil determinar la causa y el efecto de la medicina psicodélica cuando también hay otras medicaciones implicadas.

Aunque los mecanismos de los antidepresivos tradicionales y los psicodélicos son muy diferentes, el potencial de que los unos oculten los efectos de los otros sigue estando presente.

Más allá de los efectos de distorsión sobre los datos, ciertas combinaciones de medicación dan como resultado lo que llamamos contraindicaciones: situaciones en las que una línea de tratamiento se vuelve peligrosa para el paciente.

El etnobotánico Dennis McKenna describió una de estas contraindicaciones de la ayahuasca para aquellos que tomaban ISRS (inhibidores selectivos de la recaptación de la serotonina):

Afortunadamente [la muerte] es infrecuente. Por lo general acontece como resultado de que la gente no acata los protocolos de seguridad adecuados. El protocolo de seguridad más importante que seguir es dejar de tomar ISRS antes de tomar ayahuasca. La ayahuasa contiene inhibidores de la monoaminooxidasa (IMAO), que potencian la DMT [dimetiltriptamina] de la ayahuasca. Aunque los inhibidores de la MAO están clínicamente obsoletos, la gente toma con frecuencia ISRS, que puede interactuar con los IMAO y provocar el síndrome serotoninérgico. Este trastorno puede ser letal y está caracterizado por la hipertermia y otros efectos secundarios adversos.

El protocolo seguro consiste en dejar de tomar ISRS mucho antes de la sesión psicodélica, generalmente dos o tres semanas antes, para evitar cualquier peligro potencial. Aunque con frecuencia hablamos sobre esta interacción con la debida precaución, no hay casos documentados de nadie que haya fallecido por esta interacción adversa.

Una valoración correcta de los riesgos y los beneficios, con orientación por parte de médicos de confianza puede ayudar a determinar si estas potentes experiencias son adecuadas y seguras para tu problema singular. La oportunidad que proporcionan los psicodélicos es demasiado valiosa como para desaprovecharla, pero también es demasiado peligrosa como para abordarla sin precauciones.

Debemos seguir estudiando las complicaciones no deseadas de las medicinas psicodélicas, sin preocuparnos de que hacer pública esta información pueda provocar una respuesta negativa o un progreso lento en el escenario político. La ciencia psicodélica está obligada a abrazar la transparencia. Para satisfacer esta necesidad, actualmente estoy redactando un libro titulado *Psychedelic medicine: Adverse effects,* que profundizará en este tema.

La sabiduría de Franklin Roosevelt es especialmente cierta en el reino de las medicinas psicodélicas: «Lo único a lo que debemos temer es al propio miedo».

PASO 3

Abrirse camino por el panorama legal

A principios de la década de 2000, fui a Israel con un grupo de científicos dirigidos por Rick Doblin, el fundador de la MAPS, para defender el uso de la MDMA para tratar al creciente número de ciudadanos que padecían TEPT. Los israelíes estaban sufriendo ataques terroristas frecuentes, con la gente siendo testigo de escenas horribles en lugares públicos.

Durante nuestro viaje conocimos a muchos funcionarios gubernamentales de alto rango, incluyendo a la presidenta del Tribunal Supremo. Después de una de nuestras reuniones, ésta me pasó la mano por el hombro y me dijo: «Richard, nos encantaría usar la MDMA con nuestra gente que está sufriendo trastorno por estrés postraumático; pero si lo hiciéramos, el gobierno de Estados Unidos nos sancionaría tan severamente que no valdría la pena, así que no podemos hacerlo».

Esta afirmación subraya el impacto duradero del tristemente célebre Harry Anslinger, el primer comisionado de la Oficina Federal de Narcóticos, que más adelante se convertiría en la Administración de Control de Drogas (DEA, por sus siglas en inglés), y del antiguo presidente de Estados Unidos Richard Nixon.

Lamentablemente, debido a Anslinger y Nixon, la MDMA fue incluida como sustancia controlada de la Lista 1. La aprobación, por parte de Reagan, de la Ley contra el abuso de drogas en 1986, que establecía unas duras penas para los psicodélicos, desalentó todavía más el progreso de la ciencia psicodélica.

Uno de los primeros signos de que el gobierno estaba aproximándose a la racionalidad llegó en 2001, cuando el doctor Francisco Moreno, investigador de la Universidad de Arizona, obtuvo la aprobación para un pequeño estudio con nueve pacientes sobre el uso de la psilocibina y el trastorno obsesivo-compulsivo (TOC, Moreno *et al.*, 2006). Entonces, a mediados de la década de 2000, Charles Grob, de la UCLA, y Roland Griffiths, de la Universidad Johns Hopkins, instituyeron los primeros programas de investigación de los psicodélicos en décadas.

El progreso siguió siendo lento hasta la década de 2010, cuando las aprobaciones de la FDA y la DEA para la investigación tomaron impulso y los resultados prometedores empezaron a recibir cobertura por parte de los medios. El repentino y rápido aumento del interés público abrió las puertas para más estudios.

Más recientemente, instituciones respetadas, como la NYU, la Universidad de Yale, el Sistema de Salud Mount Sinai y la UCSF, se han unido para explorar los beneficios potenciales de los psicodélicos para varios trastornos físicos y mentales.

Entonces, en noviembre de 2020, Oregón se convirtió en el primer estado en hacer historia al aprobar la Medida 109, legalizando la psilocibina para su uso en servicios regulados por el estado. Los votantes aprobaron, abrumadoramente, un marco para la administración de psilocibina en entornos orientados y terapéuticos por parte de facilitadores autorizados. Al mismo tiempo, Oakland (en California) y Denver (en Colorado) despenalizaron las plantas y hongos psicodélicos que crecían de forma natural, permitiendo que la gente los poseyera sin miedo a sanciones legales por parte de los cuerpos de policía locales.

Tal y como explica Andrew Penn, un enfermero psiquiátrico implicado en la investigación de psicodélicos en la UCSF, «Estas medidas son en parte simbólicas dada la continua ilegalidad que suponen los psicodélicos a nivel federal.

Sin embargo, añade que estas medidas también reflejan un mayor interés por la despenalización del uso personal de sustancias.

«Las leyes federales tienen prioridad sobre las estatales en estos casos» –apunta Penn–, pero el gobierno federal, desde la época de Clinton, ha decidido no ejecutarlas».

Aunque es prometedora, la despenalización a nivel local por sí sola no resuelve el problema del acceso para aquellos que estén buscando los beneficios terapéuticos y potencialmente sustentadores de la vida que puede que proporcionen los psicodélicos.

Una persona a la que se le haya diagnosticado una enfermedad terminal puede que se pregunte qué opciones existen para experimentar las terapias psicodélicas de forma legal y segura.

Las opciones para la terapia psicodélica siguen estando, actualmente, limitadas a ciertos estados y ciudades, pero los cambios en las políticas estatales y las investigaciones aprobadas en Estados Unidos están empezando a abrir puertas. También hay un número rápidamente creciente de retiros terapéuticos disponibles en Estados Unidos y en otros países, con frecuencia ofrecidos por organizaciones religiosas que están exentas del cumplimiento de la ley federal.

Hasta que una aprobación legislativa federal completa de los psicodélicos amplíe su acceso a aquellos que sufran una enfermedad terminal y que busquen una psicoterapia asistida por psicodélicos, se les dejará navegando por un territorio legal incierto en su búsqueda para conservar su capacidad de elección y su dignidad en el relativamente poco tiempo que les quede. Esto es una gran injusticia en un país basado en los ideales de Jefferson de la capacidad de elección personal y la libertad individual.

En los últimos capítulos, exploraré estrategias para organizar y defender un cambio en el paradigma legal que equilibre el lugar histórico que estas sustancias tienen, legítimamente, en la medicina, al tiempo que también reconocemos su potenciales riesgos personales y políticos. Por ahora, los que buscan la terapia asistida por psicodélicos para honrar el camino del desarrollo llamado transición al final de la vida tienen cuatro opciones claras:

1. Inscribirse en un estudio de la ciencia psicodélica.
2. Viajar a un país en el que los psicodélicos sean legales.
3. Viajar a un lugar en Estados Unidos en el que los psicodélicos estén despenalizados.
4. Trabajar con un terapeuta clandestino.

Mientras organizaciones como la MAPS trabajan para conseguir que los psicodélicos se aprueben y regulen como medicinas a nivel federal, yo hago campaña para ampliar los esfuerzos para la despenalización a nivel local por todo Estados Unidos. Dicho esto, no puedo aprobar el comportamiento ilegal, y debo advertir al lector que las anteriores opciones conllevan riesgos (tanto legales como de otros tipos).

En interés de la reducción de daños, puedo proporcionarte información a ti, lector, para que tomes la mejor decisión y la más informada posible. Fijémonos primero en la opción del «patrón oro» de inscribirnos en un ensayo clínico.

INSCRIBIRSE EN ESTUDIOS

Parece que fue ayer cuando pude seguir cada ensayo clínico en Estados Unidos centrado en las medicinas psicodélicas. Presenté a todos los líderes de los estudios en mi programa de radio, y sus entrevistas se convirtieron más adelante en la base de mi libro superventas de 2017 *Psychedelic medicine: The healing powers of LSD, MDMA, psilocybin, and ayahuasca.*

Sin embargo, en la actualidad un libro así sería imposible, ya que tendría que entrevistar a esos centenares de investigadores realizando docenas de ensayos clínicos que se estuvieran llevando a cabo en la actualidad con cientos de pacientes con distintos trastornos, desde el TEPT hasta trastornos del estado de ánimo, alcoholismo y el trastorno por atracones de comida.

Puedes encontrar todos estos estudios (realizados en Estados Unidos) en clinicaltrials.gov. Cuando busques, tecleando las palabras clave «psilocibina» o «MDMA» junto con «final de la vida», verás una lista de los estudios que están reclutando actualmente a pacientes y de los que se han completado.

Mientras escribo estas líneas, en 2024, la Red de Apoyo Psicodélico (Psychedelic Support Network) también proporciona una base de datos de ensayos clínicos en la que puedes buscar según la sustancia, el trastorno o la ubicación.

Estos estudios proporcionan, normalmente, los mejores cuidados posibles en términos de preparación, orientación e integración para los pacientes antes, durante y después de la experiencia psicodélica.

Si eres afortunado, puede que seas una de las pocas personas que no sólo tiene acceso a la terapia de forma gratuita, sino que además estás contribuyendo al avance de la investigación psicodélica.

TURISMO PSICODÉLICO

Para aquellos que puedan y estén dispuestos a viajar, lugares como Portugal, Jamaica y partes de Sudamérica ofrecen retiros psicodélicos en los que ciertas sustancias son legales o están despenalizadas. En Portugal, la posesión de pequeñas cantidades de cualquier droga está despenalizada desde 2001, con unos resultados prometedores. Jamaica permite retiros legales que ofrecen terapia asistida por la psilocibina. Por ejemplo, los Retiros Beckley de Amanda Feilding en Jamaica, dirigidos por la Fundación Beckley, son de primera línea.

Partes de Sudamérica permiten las ceremonias de la ayahuasca, ya que ciertos grupos de indígenas han usado esta bebida desde hace siglos.

Sin embargo, aunque los riesgos legales se reducen en estos lugares, puede que los riesgos personales aumenten sin las salvaguardas presentes en la investigación o en la práctica clínica regulada. Si experimentases complicaciones psicofísicas mientras estás fuera de tu país, podrías carecer de las protecciones y los recursos que, de otro modo, estarían disponibles en Estados Unidos.

Para aquellos con enfermedades terminales, los problemas relativos a la salud limitan las opciones de viajar a lugares en los que las culturas y las lenguas foráneas podrían resultar alienantes y desorientadoras.

Si eliges un destino fuera de Estados Unidos en el que los psicodélicos estén permitidos, es crucial implicarse en una investigación exhaustiva por adelantado de los centros de retiro y de los facilitadores.

En Sudamérica y Centroamérica, los retiros de medicinas de origen vegetal están atrayendo muchos dólares procedentes de turistas, lo que genera un auge de los negocios relacionados con la psicodelia. Algunos centros de retiro poseen, indudablemente, una tradición indígena legítima, pero también hay farsantes, gente de dudosa reputación y depredadores. Dado el contexto histórico y social, las mujeres pueden ser particularmente vulnerables a ser víctimas de agresiones sexuales, especialmente mientras se encuentran bajo la influencia de los psico-délicos, aunque toda la gente, con independencia de su género, puede ser especialmente vulnerable a la violación de los límites personales mientras se encuentra bajo la influencia de los psicodélicos.

Aunque puede que ciertas ubicaciones geográficas ofrezcan experiencias exóticas y culturas indígenas, no son necesariamente óptimas para la terapia centrada en la salud asistida por psicodélicos. Debemos recordarnos que la medicina psicodélica es una herramienta que se encuentra dentro del contexto más amplio de la terapia personal.

VACÍOS LEGALES A NIVEL DE ESTADOS UNIDOS

Para aquellos que prefieran quedarse en un entorno conocido, o que se vean impedidos de viajar debido a problemas de salud, existen ciertas opciones legales para las experiencias con psicodélicos en Estados Unidos. A pesar de un cierto grado de ambigüedad legal, algunos grupos religiosos han obtenido un permiso especial para usar psicodélicos como sacramentos acogiéndose a la garantía de la libertad religiosa de la Primera Enmienda de la Constitución. Esto garantiza a los participantes ciertas salvaguardas legales al usar psicodélicos en contextos ceremoniales. Tal y como me dice Catherine Durkin Robinson, la *doula* para el final de la vida mencionada anteriormente: «Por mi quincuagésimo cumpleaños decidí que quería ir a un retiro de ayahuasca en Orlando (Florida), donde esta sustancia es del todo legal y segura, y me proporcionó un despertar simplemente maravilloso».

¿Cómo es esto posible dado el estatus de la ayahuasca como sustancia controlada incluida en la Lista 1? La respuesta reside en un precedente legal que permite el uso sacramental de la ayahuasca cuando contiene DMT de origen vegetal, como en este caso. Algunos centros y grupos religiosos que empezaron en el extranjero han fundado ramas legales en Estados Unidos asociándose con iglesias existentes.

La Iglesia Ayahuasca de la Madre Tierra de la Búsqueda de Alma (Soul Quest Ayahuasca Church of Mother Earth) anuncia en su página web que está muy bien situada, a sólo veinte minutos de Orlando, la capital turística de Estados Unidos. Centros como éste pueden ofrecer lo que ofrecen debido a la Ley de Restauración de la Libertad Religiosa (LRLR) de 1993, que asegura que los intereses de la libertad religiosa se vean protegidos. El precedente lo marcó en 2006 el caso judicial de *União Do Vegetal contra Gonzalez*, y el Tribunal Supremo ha mantenido este derecho.

Un fallo de este modelo, que es especialmente problemático para los cuidados al final de la vida, es que las Iglesias que sostienen que los psicodélicos son un sacramento requieren que sus miembros cumplan con un conjunto de creencias comunes. A ojos del Tribunal Supremo, eso es lo que distingue a una religión legítima de una tapadera religiosa falsa.

Normalmente, los puntos vista defendidos por estas religiones son lo bastante vagos como para que muchas personas puedan sumarse a ellas sin comprometer sus propios valores. Sin embargo, creo en los principios de la fundación de nuestro país que garantizan la libertad para *todas* las religiones, incluyendo las que no poseen convicciones religiosas o las que se identifican como ateas. Mientras estén implementadas una vigilancia adecuada y unas directrices de seguridad, los psicodélicos deberían estar legalmente disponibles para todos los adultos.

En los últimos años, el panorama de la terapia asistida por psicodélicos ha evolucionado de forma importante. La Medida 109 de Oregón, que legalizó la terapia con psilocibina, ha logrado avances para asentar la infraestructura necesaria. La Autoridad de Salud de Oregón ha estado aceptando solicitudes de programas de formación de facilitadores y está ultimando las normas para los centros de servicios. El Changa Institute de Portland ha concedido grados a más de setenta guías autorizados.

Colorado también ha dado pasos con la aprobación de la Propuesta 122 en noviembre de 2022, que legalizó el uso supervisado de psilocibina y psilocina. El estado está trabajando actualmente en el desarrollo de un marco legislativo para centros de sanación autorizados. Denver, que despenalizó la psilocibina en 2019, ha visto cómo un creciente número de personas busca experiencias psicodélicas para el crecimiento personal y la sanación.

En Oakland, donde los psicodélicos se despenalizaron en 2019, organizaciones comunitarias han informado de resultados positivos para personas que buscaban terapia asistida por psicodélicos.

Heather A. Lee, una *coach* de psicodelia autorizada que actualmente ofrece sus retiros psicodélicos en entornos legales en el extranjero, me explica la compleja situación de la siguiente manera:

«En Colorado y Oregón, está legalizado, pero todavía no han integrado plenamente la infraestructura relativa a quién puede facilitar estas sustancias –dice–. ¿Tiene que ser a través de un centro? ¿Quién consigue la verificación y designación para ser considerado un centro? Toda esta logística todavía está en proceso. Por lo tanto, es un área un poco pintoresca y gris».

Hasta que se establezcan las normas, algunos practicantes trabajan en esta «área gris» para proporcionar servicios a aquellas personas necesitadas, aceptando un cierto nivel de riesgo legal, o asociándose con grupos religiosos para burlar la ilegalidad federal.

«Estas leyes de despenalización están diciendo, en realidad, al municipio (o, en el caso de Oregón, al estado), que vamos a ignorar los estatutos federales con respecto a esto –dice Andrew Penn–. Es similar a cómo introdujeron las normas relativas al cannabis hace treinta años».

Tal y como apunta Katherine MacLean, antigua investigadora en la Universidad Johns Hopkins: «En el caso de la psilocibina, recomendaría buscar opciones legales en Estados Unidos, como los centros de psilocibina que están abriendo en lugares como Oakland, Denver y Oregón [...]. Disponen de terapeutas autorizados y de una estructura legal organizada para proporcionar el tratamiento». Carecer de una imposición significa que la despenalización proporciona algunas protecciones para el uso o la posesión personales. Sin embargo, las ventas, la autorización de los facilitadores y otras regulaciones siguen siendo inciertas sin unos marcos de políticas completos.

«El mejor enfoque consiste en evaluar a los guías y los retiros clandestinos cuidadosamente», me explica MacLean.

SOMETERSE A TERAPIA

Por supuesto, la ley escrita no siempre tiene la última palabra. La prohibición ha intentado erradicar el uso ilegal de las medicinas psicodélicas, pero allá donde haya una gran demanda, siempre habrá mercados negros y grises dispuestos a satisfacer esa demanda.

En el siguiente capítulo, hablaré más sobre los riesgos de la obtención de guías clandestinos para la terapia psicodélica, de los varios tipos de terapia y de las consideraciones relativas a la dosificación. El factor clave es la confianza.

Tomar psicodélicos, especialmente al final de la vida o en cualquier estado vulnerable, requiere de mucha precaución. Es muy importante investigar al guía, el escenario y el marco, la sustancia de elección, el tipo de terapia y la dosis elegida. Al funcionar en las sombras de la ley, dependes casi exclusivamente de la confianza y la reputación de tu guía. Incidentes recientes de abusos que han salido a la luz, incluso por parte de guías y facilitadores de perfil alto, incluyendo aquellos que forman a otros para que se conviertan en terapeutas psicodélicos, nos han mostrado que debemos estar atentos a los infrecuentes depredadores que hay entre nosotros.

A medida que las políticas relativas a los psicodélicos se van empezando a relajar, hay más y mejores opciones para la terapia asistida por psicodélicos legal. Sin embargo, acceder a estos compuestos de forma segura y lícita sigue suponiendo un reto.

Puedes mejorar tus opciones de un acceso seguro y significativo estudiando concienzudamente a los grupos y los practicantes, optimizando el escenario y el marco, empezando lentamente con la revisión de los factores de riesgo y usando las dosis más bajas, y eligiendo servicios que sean transparentes con respecto a sus prácticas y medidas de seguridad. Nos ocuparemos de cada uno de estos asuntos en los siguientes capítulos.

Elegir al guía, la dosis y el tipo de terapia

Charles Bush es un filósofo y educador de ochenta y dos años con una amplia experiencia en la exploración de sus profundidades interiores con la psicodelia. Hace algunos años, al entrevistar a ancianos distinguidos para mi libro de 2022 *Psychedelic wisdom: The astonishing rewards of mind-altering substances*, le pregunté a Bush sobre la experiencia más difícil que había tenido con los psicodélicos.

«Me encontraba en una casa grande con una escalera central que subía formado una espiral –relata, entrando en su célebre modo narrativo–. Había una cuerda que colgaba de una lámpara situada en el segundo piso, en la parte superior de la escalera».

Da la entrada a la banda sonora de suspense.

«Bajé por las escaleras, estiré el brazo y tiré de la cuerda. Había una chimenea con el fuego encendido en la sala contigua, pero la casa se oscureció de inmediato. Me asusté. Cada aspecto de mi niñez ([especialmente] el miedo a la oscuridad) se enfocó completamente en forma de terror en ese momento, como en una incapacidad de levantar el brazo y agarrar la cuerda o decirle a alguien qué estaba pasando [venía a continuación]. Me quedé sin palabras, completamente aterrorizado. Logré regresar a la sala de estar, donde estaba la chimenea. Me acerqué tanto como pude al fuego para obtener su calor y brillo, y simplemente temblé».

Nunca sabes lo que va a salir a la superficie durante una experiencia psicodélica. Bush, solo en una casa oscura, se enfrentó a sus miedos infantiles más profundos. Pese a que tenía experiencia con los psicodélicos en esa época, no estaba preparado para el miedo inesperado con el que se encontró cuando se vio solo en la casa completamente oscura.

Ésos son los peligros de llevar a cabo un viaje solo.

Encontrar a un guía digno de confianza y cualificado es el primer requisito para tener una experiencia psicodélica productiva. Con la orientación adecuada, el miedo puede ser una oportunidad para la sanación. El miedo señala nuestra atención, y con la orientación adecuada podemos ser testigos de esta emoción con curiosidad y desapego. Sin una orientación adecuada el miedo puede parecer abrumador.

Un guía puede suponer la diferencia crucial entre quedar atascado en un bucle de miedo alojado en nuestro interior frente a ser capaces de ocuparnos de ese miedo y salir de la experiencia con una actitud de paz, resiliencia y confianza renovadas al enfrentarnos a nuestros miedos, incluyendo el miedo a la muerte. Sin embargo, tal y como vimos en el capítulo anterior, la ilegalidad de los psicodélicos hace que encontrar a un guía cualificado suponga un desafío.

MI PROPIA FORMACIÓN COMO GUÍA

Durante principios de la década de 1980, cuando la MDMA seguía siendo legal y estaba disponible para los terapeutas, fui formado por el doctor Robert Kantor para practicar la terapia asistida por psicodélicos usando MDMA. Kantor fue uno de los fundadores y el primer presidente de la Facultad de Estudios de Posgrado de Psicología del Pacífico (Pacific Graduate School of Psychology, actualmente la Universidad de Palo Alto). Me administró 135 miligramos de MDMA a las 09:00 h e iniciamos nuestra sesión de terapia. Acabamos rápidamente, a mediodía, y luego conduje una hora, de vuelta a mi consulta en el Cokenders Alcohol and Drug Program, en Emeryville, donde seguí pasando consulta con mis pacientes a las 15:00 h.

Estas sesiones de formación y tratamiento siguieron hasta 1985, cuando la clase política dirigente, convencida de que tenía el derecho a dictar sobre qué temas investigaban los científicos, empleó la táctica draconiana de hacer que la posesión de MDMA fuera ilegal. Este movimiento fue la atrevida aseveración de decirle a los ciudadanos qué pueden ingerir y qué no en la privacidad de su propio hogar. Esta resolución de 1985 por parte de nuestro gobierno redujo significativamente el uso de la MDMA por parte de los terapeutas a lo largo y ancho de Estados Unidos, privándoles así de una herramienta terapéutica poderosa especialmente útil en la terapia de pareja. La MDMA ya ha sido documentada por su capacidad de reducir la autoprotección que surge en los conflictos, fomentar la vulnerabilidad e incrementar la empatía.

Como psicólogo en ejercicio con décadas de experiencia clínica, supe, al cabo de unas horas de mi primera implicación con la MDMA, que tenía un enorme potencial para tratar variedad de trastornos humanos desafiantes. Éstos van desde la discordancia entre patrones de vida y socios en un negocio hasta la hostilidad entre enemigos políticos e incluso partes en una guerra. Llegué a esta profunda convicción basándome en los dos efectos más destacables de la MDMA: una empatía incrementada y una autoprotección reducida.

Más o menos en esa época, también fui formado en la terapia asistida por psicodélicos con LSD, psilocibina e ibogaína por Leo Zeff. Se le conocía como «el Jefe Secreto», debido a su papel influyente pero discreto en la aplicación, en sus primeros tiempos, de la terapia asistida por psicodélicos, siempre trabajando bajo el radar para evitar el escrutinio legal. A pesar de su fallecimiento en 1998, a Zeff se le sigue considerando como uno de los guías psicodélicos más famosos del mundo. Durante la década de 1980, Zeff y yo vivíamos en la misma manzana en Kensington (California). Paseaba por la calle con su magnífica sonrisa, entraba a mi cuarto de estar y abría su APSA (Alijo Por Si Acaso). Zeff procedía a sacar los auriculares, su antifaz para dormir y un pequeño vial de LSD que contenía la lección del día. Durante la sesión, Leo era un maestro en hacer tan poco como fuera posible. Siempre elegía música clásica, pero, con el tiempo, yo rehusé la música, ya que, durante una larga sesión de Beethoven, me obsesioné tanto con la genialidad del compositor que me distraje de la aventura de mi propio paisaje interior, Ahora prefiero el silencio durante estas exploraciones interiores, y me gustaría llevar la LSD a una cámara anecoica algún día.

Valoro la implicación activa en las sesiones de terapia que se consigue con una terapia de conversación con psicolíticos a bajas dosis. En la terapia con psicodélicos a altas dosis, el papel del terapeuta es principalmente pasivo. Él o ella están ahí para proporcionar una sensación de seguridad y para actuar a modo de póliza de seguro sin imponer ni interferir. El terapeuta en una terapia psicodélica con altas dosis también está ahí para ayudar en caso de que se dé lo que se llama un «mal viaje».

Un «mal viaje» es más de una oportunidad de mirar más allá del personaje y abordar los demonios interiores. Aquí es donde la experiencia, la habilidad y la sabiduría del terapeuta entran en juego. Tanto con la terapia psicolítica con dosis bajas como la terapia psicodélica con dosis altas, recomiendo la presencia de un guía competente para explorar deliberadamente los aspectos más oscuros de la psique y superar los miedos y las amenazas interiores.

CÓMO ENCONTRAR UN GUÍA CUALIFICADO

Se está formando y autorizando a un número cada vez mayor de personas para que lleven a cabo psicoterapia asistida por psicodélicos, pero el panorama sigue lleno de peligros legales, lo que hace que los métodos tradicionales de concesión de autorizaciones sean difíciles.

Aquellos de nosotros que deseamos ver cómo se legaliza esta terapia asistida por psicodélicos y cómo se lleva a cabo a plena luz del día debemos instar a la precaución en lo tocante a trabajar con guías en el contexto secreto actual.

No todas las Iglesias, centros de tratamiento y guías clandestinos tienen la misma calidad. Lo mismo se aplica a los retiros que se encuentran en lugares exóticos del extranjero, en los que los retiros con medicinas de origen vegetal son un negocio en expansión. Algunos facilitadores continúan con tradiciones indígenas legítimas, o siguen las mejores prácticas de la nueva ola de investigación clínica, pero también debemos ser conscientes de que no es infrecuente escuchar relatos sobre chamanes improvisados que fingen unas credenciales impresionantes que en realidad se han inventado sobre la marcha.

Katherine MacLean, una neurocientífica que investigó en la Universidad Johns Hopkins con el legendario Roland Griffiths, advierte: «Al buscar cualquier tratamiento, las emociones se vuelven intensas.

Lo mismo se aplica aquí. Lleva contigo a un abogado para hacer preguntas y que te proporcione apoyo».

Aunque ella no es una guía ni una terapeuta autorizada, ni afirma serlo, McLean es una de las observadoras más madura y experimentada en el mundo de los psicodélicos. Su libro, *Midnight water: A psychedelic memoir,* publicado en 2023, consiste en unas memorias psicodélicas personales.

MacLean sugiere que preguntemos a amigos de confianza para obtener recomendaciones y llevar a cabo entrevistas con guías potenciales y verificar su formación y sus credenciales. A no ser que haya sido correctamente formado, un guía quizás no esté preparado para gestionar los retos que puedan surgir durante una sesión de terapia psicodélica.

A pesar de su extensa experiencia con los psicodélicos, la página de McLean contiene un descargo de responsabilidad: «Nótese que no soy psicóloga, terapeuta autorizada, ni médico y que, por lo tanto, no puedo proporcionar terapia, asesoramiento ni consejos médicos».

Éste es un estribillo común entre muchos profesionales en el entorno legal actual. Se considera arriesgado «instigar y secundar» de la forma que sea una actividad que sigue siendo ilegal.

La MAPS, la Asociación Multidisciplinar de Estudios Psicodélicos, proporciona un listado de practicantes de apoyo a la salud mental disponibles para la integración psicodélica. Sin embargo, la MAPS también advierte explícitamente contra ponerse en contacto con alguien en esta lista en busca de psicodélicos o de terapia psicodélica. La intención estricta de su lista es para los servicios de integración que tienen lugar después de que alguien tiene una experiencia psicodélica. La Red Psicodélica de Apoyo (Psychedelic Support Network) anuncia de forma similar su lista de terapeutas certificados, pero no los promociona como guías para experiencias psicodélicas.

EL PAPEL DE UN GUÍA

El principal objetivo de un guía consiste en proporcionar seguridad física y emocional y ayudar a las personas a abordar sus miedos y emociones difíciles que puedan surgir durante el viaje. El miedo es un elemento fundamental con el que se encuentran todos los seres humanos. Como profesionales, no podemos hacer suficiente hincapié en la importancia de examinar nuestros miedos. Un guía puede suponer toda la diferencia en cuanto a tener una experiencia positiva y significativa.

Jahan Khamsehzadeh, creador del Programa de Certificación de Defensores de Colegas de la Psilocibina (Psilocybin Peer Supporter Certification Program), resume el papel de un guía de la siguiente manera: «Un guía [es] alguien que ha discurrido por el territorio que puede aportar una mayor sensación de seguridad, que puede ayudarte a explorarte a ti mismo, y que crea un contexto para esta experiencia. El miedo se ve mitigado y derribado mediante un guía, mucha preparación, o disponiendo de una cuerda salvavidas: alguien que esté ahí, simplemente mirándote, cuidando de ti».

Aunque los guías profesionales son ideales, la duración y la intensidad de las experiencias psicodélicas pueden hacer que esta opción sea prohibitivamente cara para muchos. El tiempo de un profesional puede ser costoso, con muchas horas necesarias para un único viaje. Un viaje con psilocibina suele durar entre cuatro y seis horas, y hasta ocho horas si se proporciona una dosis de refuerzo,[1] mientras que un viaje con LSD normalmente dura entre ocho y doce horas.

Tal y como apunta Khamsehzadeh: «El principal reto [...] es la accesibilidad, tanto en términos del coste como de la disponibilidad. Sin embargo, a medida que avancemos y las leyes se empiecen a relajar, la terapia psicodélica se volverá más accesible».

Para aquellos incapaces de trabajar con un guía profesional, otras opciones incluyen formar a un amigo o un familiar para que actúen como guía.

---

1. Una dosis de refuerzo hace referencia a una dosis adicional de una sustancia psicodélica, que normalmente se toma algunas horas después de la dosis inicial, para así prolongar o intensificar la experiencia. En el caso de la psilocibina, se puede tomar una dosis de refuerzo después de dos o tres horas desde la primera dosis para así prolongar los efectos durante entre dos y cuatro horas adicionales.

GUÍAS ACTIVOS FRENTE A PASIVOS

Los guías para experiencias psicodélicas suelen clasificarse como activos o pasivos. Los guías activos llevan a cabo una terapia psicolítica con dosis bajas, y los guías pasivos llevan a cabo una terapia psicodélica con dosis altas.

Los guías activos desempeñan un papel de involucración durante la experiencia. Inician conversaciones y pueden proporcionar apuntes o preguntas para la exploración. Las dosis más bajas o moderadas suelen usarse para permitir una comunicación abierta.

Por otro lado, las dosis altas, especialmente las «dosis heroicas» de psilocibina o las dosis elevadas de LSD hacen que la persona sea menos probable y muestre una inclinación mucho menor a comunicarse. Aquí, los guías pasivos están ahí con su presencia y apoyo, sin juzgar, permitiendo que la persona exprese sus sentimientos y pensamientos.

Los guías pasivos mantienen un entorno seguro y permanecen disponibles como una presencia alentadora si la persona desea hablar o expresar una angustia emocional.

Si, por ejemplo, la persona pregunta: «¿Dónde crees que debería ir a continuación?», un guía pasivo podría dar una simple indicación para animar a la persona a que se pregunte sobre su siguiente dirección.

El guía podría responder diciendo: «Cierra los ojos y mira qué aparece. ¿En qué tipo de temas crees que sería mejor que te fijaras?».

Un guía pasivo fomenta la introspección mediante el uso de un lenguaje cariñoso y amistoso, y evita cuidadosamente influir en el viaje de la persona sugiriendo que lo que *la persona* piensa es interesante o hacia dónde debería ir la persona.

En el estudio original de la Universidad Johns Hopkins en pacientes con cáncer terminal (Griffiths *et al.,* 2016), los guías asumieron un papel pasivo, dada la gran dosis de psilocibina administrada.

Tal y como explica MacLean: «Probamos con una dosis elevada de unos 25 a 30 miligramos por 70 kilos de peso corporal, lo que equivale a alrededor de cuatro o cinco gramos de setas secas».

El difunto Terence McKenna, explorador psicodélico y hermano del renombrado etnobotánico Dennis McKenna, popularizó el término «dosis heroica» para describir la potente experiencia de tomar cinco gramos o más de setas secas. A esta dosis, los pacientes del estudio de la Universidad Johns Hopkins experimentaron la medicina tumbados, con un antifaz para dormir y auriculares para facilitar el «trabajo interior» profundo de identificar y enfrentarse a miedos relativos a la muerte y a morir.

Una dosis alta de psilocibina siguió permitiendo que la mayoría de los participantes conservaran un cierto nivel de conciencia que permitía algo de discusión y trabajo interior. Así es como Griffiths describía la experiencia cuando le entrevisté junto con MacLean en 2013, poco después de que se publicaran sus resultados pioneros y revolucionarios:

> La gente se toma la cápsula y se la invita a tumbarse y a usar un antifaz para dormir, de modo que vaya hacia su interior, y usan auriculares con los que escuchan un programa musical (en gran medida música clásica y algo de músicas del mundo). Es una experiencia de gran introversión o recogimiento interior. Ésa es la naturaleza de la experiencia. La invitamos a simplemente ir hacia su interior y explorar, de modo que no hay nada guiado en relación con esta experiencia. Tienen a dos monitores, que están sentados en la habitación, con frecuencia justo al lado de su diván. Están ahí para proporcionar apoyo y un recordatorio del aspecto que debería tener la realidad consensuada si es que pierden la conciencia de ello a la alta dosis de psilocibina que administramos […]. Bajo estas condiciones, la psilocibina provoca todo tipo de alteraciones y fenómenos perceptuales: visuales, auditivos y táctiles. Provoca cambios notables del estado de ánimo y del afecto, y de los procesos de pensamiento.

La experiencia drásticamente intensificada de una dosis alta, tal y como señala McLean, puede conducir a algunos a un estado de «consciencia cósmica», en el que el sentido usual de identidad o la conciencia del entorno se desvanecen. Aunque tales experiencias pueden ser profundas, puede que no provoquen conocimientos duraderos ni beneficios después de que sus efectos hayan remitido.

El impacto de los psicodélicos depende en gran medida de la dosis, que debería tenerse en cuenta cuidadosamente para equilibrar la intensidad de los efectos con nuestra capacidad de procesarlos e integrarlos.

ENTRAR EN LA CONSCIENCIA MÍSTICA: ¿QUÉ DOSIS DE SETAS ES ALTA?

La primera vez que hablé con McLean, ella estaba trabajando con Griffiths en la Universidad Johns Hopkins. En nuestra segunda entrevista, una década más tarde, revisamos el trabajo académico que había dejado atrás, y reflexionó sobre los protocolos empleados. Con respecto al tema de qué constituye una dosis alta en sus investigaciones, comenta:

En la Universidad Johns Hopkins estábamos, fundamentalmente, estudiando la psilocibina,[2] que es una de las principales sustancias químicas de las setas mágicas. Probamos con una dosis alta de 25 a 30 miligramos por 70 kilos de peso, lo que significa, en términos de setas secas, para cualquiera que lo sepa, unos cuatro o cinco gramos.

Nuestra conversación pasó a la LSD. Hay una cierta cantidad de microgramos de LSD que genera un cambio importante en la consciencia, pero con la que la persona sigue siendo capaz de conversar y hacer un trabajo interior, como trabajar con su ego y posiblemente incluso experimentar la muerte del ego. Hay una dosis en microgramos de LSD por encima de la cual pasas del nivel del ego y entras en la consciencia cósmica. McLean explica:

Diría que nos encontrábamos directamente en el precipicio de ese límite en la Universidad Johns Hopkins. Algunas personas fueron capaces de permanecer conscientes de la habitación, de los guías que había en ella, de su cuerpo, de su propia biografía y de hacer sus pinitos en la consciencia cósmica. Algunas personas superaron un poco ese límite dependiendo

---

2. Es importante señalar que hay dos tipos distintos de psilocibina. Uno es el de las setas psicodélicas, que se miden en gramos, y el otro es la psilocibina creada en un laboratorio, que se mide en miligramos. La sustancia psicodélica creada en un laboratorio se administra de forma mucho más precisa, ya que las setas pueden variar en cuanto a su intensidad.

de su peso corporal y su experiencia. La mayoría de la gente nunca había probado un psicodélico antes de nuestros estudios, y algunas personas pasaron directamente a la experiencia cósmica.

Lo encantador de su experiencia es que se encontraban en un lugar realmente seguro. Con dos guías en la habitación, música, un entorno agradable y ninguna forma en la que pudieran hacerse daño, era una experiencia completamente segura y potencialmente genial que tener. Por supuesto, no a todos les encantó, pero en la mayoría de los casos estábamos equilibrando ese espacio entre la consciencia de la realidad consensuada y lo que llamamos consciencia cósmica. En la Universidad Johns Hopkins lo llamábamos consciencia mística.

Por mi experiencia, me encuentro con que el estado mental más productivo se halla justo por debajo de la consciencia cósmica o la consciencia mística. Aquí es donde puedo iniciar cambios en mi comportamiento, estilo de comunicación, miedos personales y creatividad. Si estoy trabajando en un proyecto durante este estado, puedo tomar notas o grabar mis pensamientos para usarlos más adelante.

Aunque la consciencia cósmica es una experiencia maravillosa, suelo encontrarme con que no dispongo de muchas enseñanzas más allá de la propia experiencia. Es como un viaje en un parque de atracciones: es emocionante, pero no es muy útil en la vida cotidiana. Cuando le pregunto a McLean si sus investigaciones averiguaron que estos dos estados mentales eran distintos, responde:

Puedo identificarme con ello. Lo potencialmente fascinante que encontramos es la forma en la que preparábamos a la gente. Usamos el mantra de Bill Richards, el pionero en el campo de la psicodelia: confía, déjate ir, sé abierto. La gente dispone de la libertad de entregarse por completo a esa experiencia mayor: lo que hay más abajo, por encima, por debajo.

Lo que sugeríamos era que la gente intentara no tomar notas ni recordar nada, y entonces, al final, nos contaba todo lo que podía recordar. Mediante la escritura, las discusiones con nosotros y muchas mediciones científicas, pudimos determinar qué se recordaba (quizás inconsciente o subconscientemente) que por lo general pudiera perderse en el caso de un usuario de drogas recreativas.

En los siguientes capítulos regresaremos al tema de la integración psicodélica, pero no antes de concluir con la elección de la dosis, que depende del tipo de guías al que tengas acceso, además de al tipo de terapia que creas que es más beneficiosa para tu proceso de sanación.

ESCOGER UNA DOSIS: EMPIEZA CON UNA DOSIS BAJA Y VE POCO A POCO

Una pregunta que suele surgir por parte de aquellos sin una experiencia previa es: «¿Cómo sé cuánto tomar?».

Puede que algunos se sientan llamados a zambullirse de cabeza en la «dosis heroica» de Terence McKenna en la oscuridad silenciosa. Aunque puede que esto induzca una profunda experiencia mística, la intensidad de los efectos también incrementa la posibilidad de un trauma psicológico sin la preparación y la orientación adecuadas.

Tal y como advierte Khamsehzadeh: «Lo que he visto en unas pocas personas es que puede ser traumático, porque puedes aceptar esta idea de la muerte [del ego], y tu cuerpo no distinguirá la diferencia. Ese trauma puede permanecer contigo durante un tiempo».

Recuerda la cita en la puerta del monasterio del Monte Athos: «Si mueres antes de morir, entonces no morirás cuando mueras».

La muerte del ego puede ser educativa, beneficiosa y espiritualmente profunda. La cuestión es cómo llegar allá con la mayor elegancia y el menor trauma innecesario.

Tal y como apunta Khamsehzadeh: «Si hay alguien ahí que te está diciendo que estás a salvo, en lugar de cinco horas de estado de trauma puedes superarlo en cinco minutos».

Para los exploradores por su cuenta, o para aquellos sin acceso a orientación profesional, desarrollar familiaridad mediante un acercamiento gradual sigue siendo, sin duda alguna, el camino más seguro.

Para aquellos nuevos en cuanto a las experiencias psicodélicas, aplica el viejo dicho «Empieza con una dosis baja y ve poco a poco. Las microdosis como las de 0,1 gramos de setas, o las dosis entre bajas y moderadas de 1-3 gramos de setas permiten la familiarización con los efectos antes de pasar a unas dosis más elevadas. Khamsehzadeh advierte: «Históricamente, los pueblos indígenas han creído que estás desarrollando una relación de por vida con los maestros de las plantas[…]. Podría ayudar a tu sistema a desarrollar una sintonía con este compuesto y a acostumbrarte a las sutilezas del estado alterado. Hay unos beneficios enormes, incluyendo aliviar la depresión y la ansiedad».

APRENDER A ILUMINAR
LOS LUGARES OSCUROS CON AYUDA

La evocación de Charles Bush de su miedo infantil a la oscuridad no acabó con él temblando hasta que los efectos del psicodélico remitieron. En su lugar, su esposa lo encontró enroscado al lado de la chimenea, lo abrazó y lo meció suavemente hasta que recuperó, en silencio, el sentido.

Después de que hubiera pasado cierto tiempo, Bush pudo expresar lo que había pasado mientras su esposa lo consolaba.

«Te asustaste de la oscuridad. No pasa nada. No va a pasar nada malo. Esto procede del interior», dijo ella.

Mientras Bush empezaba a relajarse, caminaron de regreso al salón y miraron más allá de la escalera de caracol hacia la fuente original de su terror.

«Empecé a recordar estar en la cama [siendo un niño] y estar aterrorizado –rememoraba Charles–. Comencé a comprender que eran un montón de cosas complejas relacionadas con mis experiencias tempranas de la oscuridad y que quería que mamá y papá estuvieran conmigo. Pude experimentar el puro terror, y luego vi que el puro terror no estaba relacionado con nada amedrentador. No sólo logré experimentar probablemente el miedo más profundo que haya tenido nunca, sino que también logré que el miedo se desenmarañara y llegué a sentir sus raíces en el terror de infancia. Nada de ello me había, realmente, hecho daño».

Aunque las experiencias profundas o místicas catalizadas por las dosis elevadas de psicodélicos pueden ser significativas si se preparan y orientan adecuadamente, también pueden ser abrumadoras si no estás preparado o cuando estés intentando procesar tus miedos solo. Por suerte, Bush no estaba solo esa noche en la gran casa. Disponía de un guía que estaba ahí en el momento adecuado para evitar que su experiencia se convirtiera en una de largas horas de terror.

Integrar los conocimientos cosechados de cualquier estado de consciencia alterada es un proceso largo en el que la orientación adecuada es crucial.

En las siguientes secciones exploraremos estrategias para maximizar los conocimientos y el valor derivado de las experiencias psicodélicas y cómo incorporarlas a la vida cotidiana.

PASO 5
Gestionar el equipo y el escenario

Llevaba alrededor de una hora en mi primera experiencia psicodélica después de ingerir cuatrocientas semillas de campanilla azul, cuando un repiqueteo ruidoso y persistente invadió mi conciencia. Mi mente sacó partido de una historia: estábamos en problemas por haber tomado LSD, y el ruido señalaba que las autoridades estaban llegando para acabar con mi trayectoria profesional antes de que empezara. Estaba aterrorizado hasta que abrí los ojos para dar con su origen. Allí, al otro lado de la ventana, había operarios de la compañía de teléfonos dando martillazos para llevar a cabo su tarea de tender cables. Me reí hasta prácticamente llorar.

Mi amedrentadora fantasía, evocada en un momento de vulnerabilidad, reveló cuán profundamente pueden los factores externos tener un impacto en la experiencia de alguien. Las narrativas que construimos en nuestra mente tienen poder. El escenario y el marco no son apéndices, sino imperativos para abrirse camino por el espacio psicodélico de forma eficaz.

Los investigadores han hablado extensamente de los factores influyentes del «escenario y el marco». El escenario (el estado mental) y el marco (el entorno físico) pueden suponer toda la diferencia entre un viaje trascendente de sanación y una pesadilla temporal como la que tuve durante mi primera experiencia psicodélica. Aunque creo que un «mal viaje» tiene el potencial de sacar a la luz conocimientos importantes, como los miedos que deben procesarse, lo cierto es que queremos evitar cuidadosamente introducir cualquier factor innecesario que complique las cosas, como unos ruidos fuertes, vibraciones físicas generadas por máquinas, voces, música no relacionada con la experiencia y distracciones similares.

Tal y como acabaron dándose cuenta los pioneros de la psicodelia en las décadas de 1960 y 1970, las condiciones del entorno moldean profundamente las experiencias que se despliegan.

Más adelante en el tiempo, en la década de 1980, un reconocimiento similar de los factores ambientales salió a la luz con el descubrimiento de la MDMA por parte de usuarios recreativos que, cautivados por sus propiedades de apertura del corazón, asistían a fiestas con música electrónica (fiestas *rave*) mientras estaban bajo los efectos de la droga sin conocer la importancia de la hidratación, la regulación de la temperatura corporal, el peaje emocional durante el «período de bajón» y las contraindicaciones como la FibA. Qué fácil le resultó a la cultura olvidar que la «A» de la MDMA hacía referencia a anfetamina.

A partir de estas importantes lecciones históricas hemos aprendido que un entorno especial cuidadosamente seleccionado es una variable contribuyente importante para una terapia psicodélica productiva.

Reconociendo que un entorno cómodo y sin interrupciones es esencial para la terapia asistida por psicodélicos, los ensayos clínicos como los realizados en la UCLA y en la Universidad Johns Hopkins tuvieron que hacer un gran esfuerzo para transformar las habitaciones de las instalaciones médicas aprobadas en entornos estéticos parecidos a una sala de estar acogedora y cómoda en lugar de a un lugar frío y estéril.

La sala en la que me encuentro en este preciso momento sería un marco excelente para un viaje psicodélico, porque aporta una protección interior con vistas a la naturaleza a través de paredes de vidrio. Estos entornos, similares a la naturaleza con prescripción médica, suelen considerarse perfectos para la terapia psicodélica.

En el caso de las dosis más bajas en la terapia psicolítica autodirigida o conversacional, los entornos al aire libre pueden resultar adecuados si el tiempo lo permite. La clave consiste en elegir un lugar libre de potenciales interrupciones. Para las dosis bajas también podrías escoger una playa que no sea demasiado soleada, ventosa o fría, siempre que no haya gente a tu alrededor.

Es esencial mantener el nivel de los decibelios en el entorno tan bajo como sea posible durante la experiencia psicodélica. Aunque me permitió enfrentarme al miedo que experimenté durante mi primera experiencia con las semillas de campanilla que implicó el ruido de los martillos neumáticos en la calle, estas perturbaciones ambientales generan un desasosiego innecesario, especialmente en aquellos que buscan afrontar los miedos relacionados con la angustia al final de la vida.

Lista de comprobación del escenario

- Busca un entorno tranquilo, cómodo y seguro libre de distracciones e interrupciones.
- Selecciona un mobiliario cómodo, como un diván o un puf.
- Dispón de mantas suaves y lleva ropa suelta y cómoda.
- Desconecta los teléfonos, los ordenadores y otros dispositivos electrónicos para minimizar las distracciones.
- Usa tapones para los oídos o unos auriculares con cancelación del ruido para facilitar la introspección.
- Usa un antifaz para dormir para ocultar la luz y otros estímulos visuales.
- Ten a mano agua y aperitivos.
- Para las experiencias guiadas, escoge a un guía experimentado y digno de confianza que pueda valorar si aceptarte o descartarte en relación con los factores de riesgo y que cree un entorno controlado, seguro y alentador.
- Para unas dosis superiores, piensa en pasar entre la primera mitad y el 80 % del tiempo llevando puesto un antifaz para dormir y el resto del tiempo con la opción de quitártelo.

ESCENARIO O ACTITUD Y MARCARSE UNA INTENCIÓN

La terapia asistida por psicodélicos puede relacionarse con que mines tu propia mina de oro interior: hurgar, explorar y obtener conocimientos para pulirlos y refinarlos en los siguientes días y semanas. Los psicodélicos no son panaceas mágicas: las experiencias profundas que facilitan suelen requerir de un procesamiento importante. Si eliges esta vía de tratamiento, debes estar preparado para pasar una buena cantidad de tiempo integrando los conocimientos derivados. Hablaremos de la integración tras la terapia en mayor detalle en los siguientes capítulos, pero el viaje de integración empieza marcándose unas intenciones antes de la experiencia.

Katherine MacLean me explicó una historia que ilustra el poder de marcarse una intención en cuanto a su relación con la experiencia psicodélica:

Un hombre joven se me acercó y me dijo:

—Estoy pensando en tener mi primera experiencia con setas.

—De acuerdo, bien –le contesté–. No puedo estar ahí contigo. Tengo dos hijos pequeños. Sin embargo, te ayudaré a prepararte.

Durante un año, trabajé con este hombre para averiguar por qué quería tomar setas.

Hizo muchos cambios en su vida para ordenar su espacio de modo que estuviera preparado para tomar las setas.

Entonces pasó el año y dijo:

—¿Sabes qué? Me gusta lo que estoy haciendo con mi vida. Voy a esperar un poco más y seguir preparándome.

Por lo tanto, considero eso una historia de éxito. Puede que él tome setas en algún momento».

Todos podemos beneficiarnos de tomarnos tiempo para la reflexión personal y de tener una mayor intención sobre cómo vivimos nuestra vida.

En el estudio sobre el cáncer de la NYU (Ross *et al.,* 2016), los participantes pasaron por un período de preparación con no sólo uno, sino con dos terapeutas, que les ayudaron a revisar su vida, sus intenciones para estar en la prueba y cómo su cáncer les había afectado.

«Hablaban de sus miedos y de la pérdida de conexión prevista con su vida», me explica Bossis.

Aquí también podemos aprender de los ensayos clínicos como un «patrón oro» para desarrollar las mejores prácticas. Del mismo modo, en el estudio de la Universidad Johns Hopkins (Griffiths *et al.,* 2016), los participantes se prepararon durante entre dos y tres meses dependiendo de la dosis de psilocibina.

MacLean describe el modelo que usaron en la Universidad Johns Hopkins para prepararse para una dosis alta de psilocibina: «No se creó por arte de magia de la nada. Preparamos a la gente durante uno o dos meses antes de su primera experiencia, y algunas personas no recibieron su primera dosis hasta que estuvieron con nosotros otro mes, lo que significa que recibieron tres meses de preparación en total».

Puede que tres meses parezca mucho tiempo, pero si dispones del lujo del tiempo de tu lado, puede que valga la pena.

Al ayudar a una persona a prepararse para un viaje psicodélico, ofrezco a la gente dos opciones para marcarse su intención. Una consiste en redactar una lista de temas o experiencias pasados que aspiras a explorar.

Creo que vale la pena dedicar tiempo antes de una sesión a aclarar las intenciones y las direcciones potenciales. Redactar una lista proporciona un foco que puede poner sobre la mesa temas en los que, de otro modo, no hubieras pensado.

Por otro lado, también creo que hay un lugar para embarcarse en un viaje de exploración y experimentación sin una agenda en absoluto y ver qué sucede.

Por lo tanto, la segunda opción que sugiero consiste en, simplemente, aparecer y estar abierto a lo que sea que se despliegue.

Si no estás seguro de qué anotar en tu lista de intenciones, es de utilidad pasar cierto tiempo escribiendo un diario, meditando y aclarando tu mente para ver qué aparece. Tómate tiempo para permitir que surja la ola de consciencia.

MARCARSE UNAS INTENCIONES FÍSICAS

Además de aclarar tu mente, querrás entrar en la experiencia con tanto equilibrio físico y claridad como sea posible. Aquí tenemos algunas de las áreas a las que recomiendo prestar atención en la fase de preparación:

«Limpio»: es mejor permitir que todo tu ser se relacione con la sustancia psicodélica, en lugar de verse desviado por asuntos fisiológicos procedentes de los alimentos o sustancias. Por lo tanto, come ligero y limpio el día antes. Algunas personas escogen ayunar la noche anterior, y es una decisión personal en relación con cómo afectan tus hábitos alimentarios a tu estado de ánimo y energía. Ten agua y aperitivos a mano, incluyendo algunos dulces, como fruta, ya que los psicodélicos clásicos pueden provocar un bajón repentino los niveles de azúcar en sangre. Supe de la bajada en los niveles de azúcar en sangre gracias a la condesa Amanda Feilding, investigadora psicodélica británica, durante una entrevista.

Descansado: recomiendo encarecidamente dormir bien antes del viaje e iniciarlo hacia las 10.00 h. La experiencia puede ser agotadora desde el punto de vista físico y emocional, y querrás que entre en ella tanta energía como sea posible. No estoy de acuerdo con aquellos que inician las experiencias psicodélicas por la tarde, como la mayoría de los practicantes con la ayahuasca. Iniciar un viaje de entre unas seis y diez horas de duración por la tarde da lugar a fatiga en plena noche, cuando normalmente estamos durmiendo. Lo mejor es que estés lo más descansado y fuerte posible al tomar psicodélicos.

Sin dolor: en condiciones ideales, evita los psicodélicos cuando sientas un dolor agudo, a no ser que uses la experiencia psicodélica para explorar las sensaciones del dolor físico. Aconsejo a la gente que se implique en este ejercicio que se enfoque en la sensación de dolor hasta ser uno con ella, momento en el cual el dolor podría desvanecerse, ya que no tiene un punto de referencia para comparar.

Medicación con receta: asegúrate de que ningún medicamento con receta que tomes interactúe con los psicodélicos. Por ejemplo, se deberían dejar de tomar inhibidores de la MAO seis semanas antes y después de ingerir ayahuasca, y se deberían retirar los ISRS por lo menos dos semanas antes y después de tomar psilocibina o LSD.

Tecnología: asegúrate de desconectar todos los teléfonos y ordenadores.

Crear un espacio para las experiencias psicodélicas de esta forma paciente y consciente permite que surjan regalos que cambian la vida que persisten mucho después de la experiencia mientras caminas por la senda que iluminan.

PASO 6
Entregarse

Hunt Priest, un ministro episcopaliano cuyo apellido (que se traduciría del inglés como «sacerdote» o «cura») refleja muy adecuadamente su vocación, se embarcó en su camino religioso relativamente tarde en la vida, ya que entró en el seminario a los treinta y siete años y fue ordenado a los cuarenta.

Doce años después, en 2016, a Priest le proporcionaron la irresistible oportunidad de participar en un estudio psicodélico con profesionales religiosos. Dirigidos por Bill Richards, el veterano investigador de las sustancias psicodélicas, en la Universidad Johns Hopkins, se administró a dos docenas de líderes religiosos «vírgenes» con respecto a los psicodélicos procedentes de distintos cultos dos dosis potentes de psilocibina bajo condiciones de apoyo. El objetivo consistía en valorar si estas experiencias trascendentales inducidas hacen que los líderes sean más eficaces y tengan más confianza en su trabajo y cómo afecta a su pensamiento religioso.

En este contexto, *virgen* hace referencia a personas como Priest, que no habían tomado psicodélicos anteriormente. A pesar de haber vivido en las décadas de 1960 y 1970, nunca había considerado los psicodélicos como herramientas para expandir la consciencia.

A los cincuenta y dos años, Priest vivió su primera experiencia psicodélica con psilocibina como parte de un estudio.

«Incluso hace diez años, nunca hubiera pensado que estaría haciendo lo que estoy haciendo ahora», me dice.

Profundamente influido por esta experiencia, Priest abandonó su puesto seguro como rector en una iglesia parroquial y fundó Ligare, una asociación psicodélica cristiana cuya función era la de ayudar a otros miembros del clero a encontrar guías seguros y competentes para sus experiencias psicodélicas.

«Éste es un lugar privilegiado en el que estar: poder abandonar una trayectoria profesional e iniciar otra», reconoce Priest, obteniendo inspiración del padre Richard Rohr, un místico franciscano, para embarcarse en lo que consideró el «segundo acto» de su vida.

El viaje de Priest destaca nuestra capacidad humana para el cambio radical: lo que los cristianos llaman una metanoia.

«No hubiera ido al seminario ni me habrían ordenado sacerdote si no hubiera tenido unas experiencias similares sin psicodélicos», apunta. Sin embargo, la experiencia que vivió con las setas psicodélicas le proporcionó un sentido distinto de conocimiento. Mediante los psicodélicos, descubrió, una vez más, que podemos despertar a nuevas realidades sobre nosotros mismos y nuestro mundo en cualquier momento.

«Lo que aprendí después de esa experiencia espiritual y religiosa es buena parte de lo que he estado discutiendo como sacerdote, mucho de lo que aprendí en el seminario, como niño y como adolescente… fue real», dice.

«Dios es real, y la sanación es sanación espiritual: una transferencia de energía». Todo es real y no podemos explicarlo, cuantificarlo o demostrarlo. No necesito convencer a nadie más. Las palabras no lo consiguen».

Su misión en Ligare consiste en compartir las lecciones de su transformación y en ayudar a otros a hacer lo mismo.

DEJARSE IR Y PONERSE EN MANOS DE DIOS

Algunos años antes de formar parte del estudio de los psicodélicos, Priest había asistido a un retiro de meditación Vipassana de diez días de duración donde todos los participantes están en silencio. El quinto día experimentó una sensación rara en su pierna.

«Tuve la experiencia de una corriente eléctrica en mi muslo izquierdo, una especie de corriente en espiral, y pensé: "Oh, Dios mío, no sé lo que es esto, no sé por qué ha sucedido" –relata Priest– pero eso parecía ser muy importante para esta experiencia. Estaba teniendo una experiencia muy personificada, y eso parecía conectado e importante».

Cuando Priest fue a la sesión de la psilocibina años después, tuvo, al principio, problemas para sentirse cómodo.

«De repente, sentí la misma corriente eléctrica en espiral en el mismo lugar de mi muslo». Y entonces, Priest pensó para sus adentros: «Tuve esta experiencia cinco días después de esa difícil experiencia de meditación, y ahora la estoy teniendo cuando llevo una hora y media en esta experiencia psicodélica».

Recuerda que confió en la experiencia desde ese momento en adelante como algo legítimo.

«Algo en mi mente pensó: "De acuerdo, esto es real y se puede confiar en ello" –me explica Priest–. Me dejé ir. Literalmente simplemente me dejé ir».

En cuanto Priest se entregó, la experiencia se intensificó. Describe una corriente eléctrica intensa subiéndole por la columna vertebral que se quedó atascada en su garganta. Priest dice: «Cuando llevaba un par de minutos, empecé a sentirse algo así como: "Oh, Dios mío, hay algo bloqueado y va a salir"».

Pensaba que su nuez podría estallar.

En ese momento, los guías de Priest posaron sus manos sobre él para ayudarle a mover la energía en su cuerpo. Un guía le puso las manos sobre la garganta, mientas que el otro hizo que Priest apretara sus pies contra sus manos.

«Independientemente de qué fuera eso (bueno, en la Iglesia lo llamaríamos una imposición de manos), provocó que la corriente eléctrica aumentara un 1000 %», recuerda Priest. «Y este bloqueo se abrió».

Con la liberación de energía en su garganta, Priest empezó a hablar en diferentes idiomas: algo típicamente asociado a las tradiciones pentecostales, pero que era algo casi inaudito en su fe anglicana.

«Estaba hablando con palabras que no entendía, y a lo largo de las siguientes tres o cuatro horas, tuve una experiencia de increíble conexión espiritual: una sensación increíble de sanación y de comprender algo de lo que sucede cuando rezamos con gente y le imponemos las manos: esa transferencia de energía», describe Priest.

UNA MUERTE SAGRADA

Priest considera las sustancias psicodélicas como un medio para que los cristianos superen su miedo a la muerte. «Nuestra creencia fundamental es que, independientemente de lo que suceda después de que muramos, la muerte no tiene por qué tener la última palabra –afirma–. Ésta es la historia del Viernes Santo y de la Pascua: incluso frente a la muerte más terrible y espantosa, siempre hay algo nuevo que le sigue, algo hermoso, y un nuevo principio».

Sin embargo, la Iglesia no sólo ha fracasado durante siglos a la hora de ayudar a aliviar el miedo a la muerte entre sus seguidores, sino que ha exacerbado ese miedo mediante la descripción del infierno como un lugar de eterno tormento consciente.

«A pesar del mensaje constante de la religión de que la muerte no tiene la última palabra, muchos de sus seguidores llegan al final de su vida sintiéndose asustados, airados y luchando contra ella hasta el mismísimo final», apunta.

«No está claro cómo llegamos hasta aquí. Parte de ello puede que se deba al mito de que podemos vencer a la muerte. La ciencia médica actual puede ayudarnos a prolongar la vida: podemos vencerla durante un tiempo. La mayoría de nosotros ya no morimos en nuestra treintena, pero no tenemos una muerte tranquila y sagrada».

Prosigue, diciendo: «Hemos hecho un trabajo horrible en cuanto a preparar a la gente en la cultura y en la iglesia con respecto a qué significa realmente la muerte. Morir es algo tan natural como nacer, y no es un fracaso. Es un proceso natural, igual que el árbol que estoy mirando ahora mismo, que también morirá en un determinado momento».

Según Hunt Priest, hay rituales que pueden ayudar a las personas a iniciar el proceso de la muerte, pero no se usan tanto como podrían usarse. Mucha gente espera hasta el último momento para ingresar en el hospital para enfermos terminales porque cree que eso equivale a rendirse o entregarse, sin darse cuenta de que puede ser una forma tranquila y sagrada de irse. Por desgracia, la mayoría de la gente muere sin experimentar una muerte tranquila y sagrada, y algunos mueren completamente asustados.

«Las enseñanzas de la Iglesia y de su fe no les han ayudado a prepararse para eso, y es algo más que trágico –dice Priest–. Es terror. Es increíble».

Según Priest, las experiencias psicodélicas nos permiten echar un vistazo a reinos que están más allá de lo físico, afirmando la idea cristiana de que la muerte no tiene soberanía. Espera guiar a otros hacia esta aceptación radical y a reducir el control que tiene la muerte sobre nosotros. Su sociedad psicodélica, Ligare, aspira a educar a los cristianos y a la gente sobre el potencial de los psicodélicos para la sanación y el crecimiento espiritual, al tiempo que defiende su uso seguro y legal para cualquiera que los necesite.

Para los cristianos recelosos de los psicodélicos, Ligare proporciona una estructura familiar y un lenguaje correspondiente para los encuentros con lo numinoso: «La Iglesia consiste en sanar. Si no es así, deberíamos cerrar nuestras puertas».

Arraigando la práctica psicodélica en la tradición cristiana, Ligare permite que los fieles exploren los alcances más lejanos de la consciencia humana sin dejar su fe atrás.

La palabra *ligare* significa «unir» o «conectar» en latín, y supone la segunda mitad del vocablo *religión*. Priest cree que la crisis espiritual actual requiere reconectar con lo sagrado de nuevas formas. Sin embargo, el cambio suele proceder del interior y a través de guías que caminan por delante, iluminando el camino para los demás. Priest aspira a ser uno de esos guías para los cristianos, haciendo de puente entre la doctrina y la amplitud radical de miras que los psicodélicos le revelaron.

LA REVELACIÓN PSICODÉLICA
DE VERDADES ESPIRITUALES

Para Priest, los psicodélicos le revelaron verdades espirituales que ya le resultaban familiares como sacerdote, aunque nunca las captó de forma tan visceral. Entre otras estaba la crucial importancia del perdón, la gratitud y la comunidad.

Priest hace hincapié en que el perdón es el fundamento moral de la cristiandad. Señala a Jesús en la cruz, aludiendo a perdonar a aquellos que le condenaron a una muerte brutal. «Ése es nuestro objetivo: ser personas que, cuando sucedan cosas horribles, puedan perdonar», dice.

El perdón a uno mismo resulta igualmente esquivo e imperativo. Mediante los psicodélicos, Priest encontró gracia para dejar ir el remordimiento y la autocrítica acumulados durante años.

La gratitud emergió para Priest como una disciplina espiritual con el poder de transformar nuestra visión del mundo.

Una práctica de abrazar cada día con gratitud (a pesar de las tristezas que eso pueda traer) abre nuestros ojos a la maravilla de la existencia como don. Para los cristianos, la gratitud expresa fe en una nueva vida incluso frente a la muerte.

«La gratitud significa despertarse cada mañana y sentirse agradecido por estar vivo. Si todos pudiéramos hacer esto, cambiaría la forma en la que nos vemos los unos a los otros y a nosotros mismos en el mundo», señala.

«La comunidad –dice Priest–, hace que las experiencias de Dios y de crecimiento sean posibles, proporcionando un "contexto" para la transformación. Los psicodélicos fomentan la conexión y la empatía, disolviendo las divisiones. Para los cristianos, el ritual y la historia compartidos moldean un sentido de lo sagrado. Ligare aspira a desarrollar comunidad como un "punto de acceso" para la práctica psicodélica basada en la fe».

La misión de Priest consiste en compartir una visión de sanación y plenitud a través de una actitud receptiva radical con la presencia de Dios: una que venza incluso al miedo más antiguo de la humanidad a la muerte.

La historia de la pasión, muerte y resurrección de Cristo subraya temas psicodélicos de entregarse, la pérdida del ego y el renacimiento en una nueva vida.

«La Iglesia ha hecho mucho bien y muchas cosas terribles», admite Priest.

Sin embargo, en su corazón, la cristiandad y la práctica psicodélica convergen en una verdad de que «todo está bien, todo es como debería ser», dice.

El perdón, la gratitud y entregarse se unen para hacer real la promesa de la resurrección, dejando al miedo atrás en la tumba vacía.

Mediante los psicodélicos, Priest redescubrió la fe que ya tenía. Su llamada está ayudando a otros a hacer lo mismo, que puedan contemplar, finalmente, lo que él ha visto, y a «no estar asustados».

La historia de Priest ilustra cómo la experiencia y el tipo adecuado de preparación pueden ayudarnos en los viajes psicodélicos de formas inesperadas. Su retiro de meditación antes de su experiencia psicodélica le puso en sintonía para reconocer los fenómenos energéticos que surgieron durante su experiencia con la psilocibina y confiar en ellos. Sin esa sensibilidad, el bloqueo en la garganta y la subsiguiente liberación de energía podrían haber parecido amenazadores en lugar de sanadores.

Cuando se trata de la propia experiencia de tomar un psicodélico (y especialmente una dosis elevada), que será, será, lo que tenga que ser será. Intentar dirigir o microgestionar la experiencia es probable que genere más resistencia que otra cosa. En lugar de ello, son claves la observación y entregarse.

«También diría ahora que hubo un despertar de la *kundalini* y que mi chakra de la garganta estaba bloqueado –me dice Priest–. En realidad no disponía del lenguaje hace siete años cuando eso me sucedió por primera vez».

Para él, tanto el acto de entregarse como el lenguaje alrededor de ello surgían de forma natural, en parte debido a su formación teológica y, en parte a la poderosa experiencia de meditación anterior. La imposición de manos de sus guías también nos muestra el poder de la intimidad y el contacto humano para ayudar a mover energía durante las experiencias psicodélicas.

Sin embargo, la experiencia de Priest también subraya muchos de los retos que pueden surgir para alguien que no esté preparado, o para quien esté siendo orientado por unas manos inexpertas.

ENTREGARSE COMO LA SOLUCIÓN PARA EL MIEDO A LA NADA

Aunque rendirse o entregarse se da de forma natural para algunos, es una habilidad difícil de dominar para otros.

Thomas Roberts cree que nuestros miedos más profundos en torno a la muerte proceden del apego al control, además de a un sentimiento fijo de identidad. Tal y como él lo expone: «Nuestro sentido de la identidad no quiere renunciar al control. Tememos a la muerte porque significa "no más yo" o "ya no controlaré las cosas"».

Para superar este miedo, he encontrado útil embarcarme en lo que llamo «viaje por el espacio interior». Busco en mi interior miedos bajo la alfombra de la consciencia, ocultos en los recovecos de mi mente, y los afronto directamente. He visto, una y otra vez, que debajo de las ansiedades superficiales del ego yace un miedo único y primario: el miedo a la muerte.

Para ocuparme de este miedo, practico un ejercicio que aprendí con las experiencias psicodélicas. Me tumbo, cierro los ojos, respiro y me entrego, permitiéndome «morir» durante algunos minutos. Me encontré por primera vez con la muerte del ego con una dosis alta de LSD. A lo largo de mi primera muerte del ego, tenía la confianza de que regresaría a este lugar en viajes subsiguientes, incluso aunque parecía que de verdad estaba muriendo.

Luchar contra la experiencia psicodélica o intentar controlarla hace que sea más probable que pases un rato difícil o lo que la gente llama «malos viajes». Entregarse o dejarse ir, por otro lado, permite entrar en un estado de conciencia distinto a través del cual se produce la sanación.

Ahora practico esta forma de «morir» como ejercicio regular sin tomar ninguna sustancia. Hasta el momento siempre he regresado. Un día puede que no regrese, pero hasta entonces es un ejercicio fascinante para eliminar el miedo que recomiendo probar encarecidamente.

El periodista y escritor Don Lattin sugiere una variante de mi práctica para implicarse en misiones de búsqueda en torno al miedo a la muerte.

«Una de las cosas que aconsejan a la gente si tienes una visión o una alucinación de un monstruo que viene hacia ti es que no huyas de él. Encáralo [tus miedos] con curiosidad –dice Lattin–. Pregunta: "¿Qué estás intentando enseñarme? ¿Qué estás intentando decirme?"».

Fijarse en el miedo de esta forma puede ayudar a hacer que la vida sea más elegante tanto si estás muriendo como si no.

De vuelta a nuestra entrevista inicial, Roland Griffiths compartió la siguiente historia sobre el estudio de 2016 de su laboratorio en pacientes aquejados de cáncer:

Algunos tendrán una extraordinaria sensación de pánico que, de hecho, les abrirá a la trascendencia. Se convierte en una puerta a través de la cual alcanzan la trascendencia. Tenemos un porcentaje similar de personas que quedan atrapadas en el clásico «mal viaje», en el que se encuentran en un período de ansiedad o de lucha disfórica durante la mayor parte de la sesión. Lo importante sobre estas personas es que ninguna de ellas sintió que se hubiera visto dañada por esa experiencia.

Había gente que decía: «Nunca, nunca y nunca jamás querría pasar por esa experiencia de nuevo».

Pero lo que resulta interesante es que nunca ninguno de nuestros voluntarios normales se ha retirado del estudio, incluso aunque tuviera sesiones programadas, debido a una experiencia difícil.

Un familiar mío tomó una medicina psicodélica y estuvo chillando, gritando y vomitando durante más de cinco horas, con ansiedad y pánico a lo largo de toda la experiencia.

Cuando hablé con él más tarde, dijo: «Ciertamente, las personas que había a mi alrededor pensaron que fue terrible, pero yo sentí que estaba pasando por algo muy importante, y no me arrepiento de ello en absoluto. De hecho, siento como que dominé la ansiedad atravesándola, llegando a su interior, y luego saliendo de ella».

Este fenómeno es muy similar a lo que observo en los pacientes que están sufriendo de pánico y ansiedad. Cuando estas personas se permiten sentir estas emociones en presencia de un terapeuta y aprenden herramientas para dominarlas y estar en paz con ellas, suelen regresar de la experiencia con una sensación de dominio. Aunque puede que no quieran llamar a la ansiedad y al pánico sentimientos «buenos», el hecho de que ahora tengan una sensación de dominio y confianza con respecto a ellos es un resultado positivo. Ya no tienen miedo de ser pillados por sorpresa por sus emociones de nuevo.

Incluso las experiencias más amedrentadoras proporcionan las mejores oportunidades para aprender, y pueden resultar profundamente sanadoras si se orientan adecuadamente. Enfrentándote a tu miedo de cara, puedes vencerlo, expandir tus horizontes, ganar confianza y avanzar sin temor.

EL PAPEL DEL CONTACTO FÍSICO ADECUADO

El relato de Hunt Priest nos trae una advertencia importante relativa a la idea de «entregarse» mientras se está en un estado mental vulnerable y alterado.

Con un guía de confianza y solícito, un contacto físico adecuado puede ayudarte a procesar una experiencia difícil o incluso a acelerar un avance, como en el caso de la «imposición de manos» durante el viaje de Priest.

Soy un defensor del contacto responsable y adecuado cuando la situación lo exija. He hablado de este tema sensible con Katherine MacLean. Ella explicaba:

> Por lo tanto, en primer lugar, nos formaron para sostener la mano de la persona. Practicábamos esto con ella con antelación y decíamos: «Así es como sostendré tu mano. Te tocaré el hombro y te diré: ¿Te gustaría que te sostuviese la mano?».
>
> Preparamos a la gente con antelación, de modo que esté lista para ese contacto no verbal. Eso, por sí solo, es muy tranquilizador. Un contacto no sexual seguro y consensuado puede ser muy útil. Una vez más, estoy hablando de un hombre y una mano, y nada más. Tomar la mano de alguien le recuerda que es normal que sienta lo que está sintiendo. No hablamos de cuánto tiempo queda ni intentamos distraerle. Nos centramos en el hecho de que lo que está sucediendo ahora es seguro y que estamos con él o ella. Hacemos hincapié en que es normal que sienta lo que está sintiendo en ese preciso momento y que al final ese sentimiento cambiará. Vamos a estar ahí con él o ella hasta que los sentimientos cambien.

Cuando le pregunté a MacLean si orientaría a pacientes a lo largo de un ejercicio de respiración para la ansiedad, dijo:

Hice eso con un par de personas. Una persona estaba muy disociada: tanto que cualquier cosa que hubiéramos hablado de antemano no iba a registrarse. Por lo tanto, le tomé la mano. Ésta fue la única vez en mi experiencia en la que sobrepasé uno de esos límites. Dije:

—Te parece bien si coloco mi mano sobre tu pecho? porque sostener su mano no lo estaba calmando.

Dijo:

—Sí, me parece bien.

Hice que respirara hacia el interior de mi mano, lo que resultó muy tranquilizador para él. Le aparté de su cabeza y le orienté hacia el interior de su cuerpo. Una vez que hizo eso, de algún modo se despertó y dijo:

—Oh, he regresado. Estoy en la habitación.

También pasa en la meditación, en la que la gente entra, en espiral, en estos niveles de energía realmente altos y se olvida de que tiene un cuerpo. Traer a la gente de vuelta a su cuerpo suele ser parte del trabajo del guía. Hemos hablado de eso con esa persona después para asegurarnos de que estuviera bien. Todos estábamos bien y abordamos el hecho de que ésta era una experiencia inusual.

Sostener la mano y tocar el hombro han resultado ser técnicas de tranquilización eficaces, no sólo para las personas que se someten a experiencias psicodélicas, sino también para aquellas que experimentan experiencias psicóticas no relacionadas con sustancias psicodélicas. En mi práctica ha habido varias ocasiones en las que he ayudado a la gente a liberarse de pensamientos obsesivos cíclicos simplemente tocándola en el hombro. El contacto humano amable es de utilidad y puede ser sanador.

MacLean se explaya:

Pero esto también saca a colación un asunto muy importante: ¿cómo vamos a formar a gente para que haga esto de forma ética? Si el contacto es una de las cosas que ayuda, ¿cómo supervisamos y hacemos responsable a la gente de forma que no traspase un límite que haga daño a alguien? Es una conversación; es un diálogo. Debemos hablar de esto ahora, antes de que un gran número de médicos y terapeutas puedan administrarle a alguien MDMA.

Me gustaría ver la implementación de procedimientos de consentimiento avanzados por todo el país, que le digan al paciente por adelantado: «Puede que haya ocasiones en las que te vaya a tomar de la mano o tocarte el hombro, pero nunca tocaré nada más. Me gustaría que me dieras permiso ahora, por adelantado, para sostener tu mano o tocar tu hombro». McLean coincide en que dar y recibir un consentimiento previo es un procedimiento excelente. Dice:

Exactamente, y deberíamos obtener el consentimiento de nuevo durante la sesión. Si alguien dice: «No, no quiero que me tomes la mano», nunca nos inmiscuiríamos.

Incluso aunque sepamos que podría ayudarle, escucharíamos y diríamos: «Estoy aquí mismo. Estaré aquí. Si cambias de opinión, estaré justo al lado del diván».

Mary Cosimano [una investigadora pionera de las sustancias psicodélicas] aconseja sentarse en el suelo, de modo que estemos a la altura del participante que se encuentra en el diván. En lugar de ser profesionales objetivos recostados en nuestra silla, bajamos a su nivel, o incluso estamos a menor altura que él o ella, de modo que comprenda que ostenta el poder. Es la persona empoderada en la habitación y nosotros estamos ahí a su servicio.

LA CIRUGÍA ESPIRITUAL Y SUS RIESGOS

Lamentablemente, ha habido informes de explotación y mala praxis por parte de algunos facilitadores de tratamientos, tanto en Norteamérica como en Sudamérica, lo que subraya esto la importancia de elegir diligentemente un guía digno de confianza. Las credenciales profesionales por sí solas no suponen una garantía de confiabilidad, aunque suponen un paso en la dirección adecuada: un órgano de acreditación autoriza cuidadosamente a los practicantes.

Las acciones de unas pocas malas personas no deberían ensombrecer el potencial transformador de estas experiencias cuando se llevan a cabo de manera responsable, pero debes elegir a un guía con el que estés preparado para entregarte a la experiencia para obtener todos los beneficios.

Tal y como explica Katherine MacLean: «Una analogía es la idea de ir a una intervención quirúrgica, excepto porque los riesgos y beneficios potenciales de la experiencia psicodélica son psicológicos, y no físicos».

Cuando te sometes a una operación quirúrgica, no puedes insistir en permanecer en vigilia y despierto a lo largo de la experiencia. Debes estar preparado para rendirte a la anestesia y confiar en que te encuentras en las manos capaces del cirujano.

Prosigue diciendo: «Quieres el tipo adecuado de seguridad médica y a los expertos que puedan orientarte por esos escenarios potencialmente peligrosos; y entonces quieres hacer un seguimiento después, para asegurarte de que los riesgos, si es que hubiera algún efecto persistente, se hayan minimizado».

Al igual que uno no se operaría a sí mismo en casa, es desacertado abrirse camino por las profundidades de una experiencia psicodélica sin una orientación experta.

Los psicodélicos son sustancias extremadamente potentes, y usados en las condiciones adecuadas son medicinas. Sin embargo, si tomas psicodélicos en casa y te orientas a ti mismo, será mejor que sepas, con antelación, que puede que te encuentres con emociones poderosas entre las que se incluyen la ansiedad y el pánico. Imagina pilotar un avión por primera vez sin un instructor sentado frente a los controles a tu lado.

«Es cuestión de equilibrar los beneficios potenciales de los psicodélicos con los desafíos agudos de ocuparse de las experiencias y dominarlas», dice McLean.

En los siguientes capítulos hablaremos del trabajo de integrar los conocimientos que se obtengan durante una experiencia psicodélica.

PASO 7
Integrar los conocimientos

Era diciembre de 1966 y las impresionantes olas rompían contra la costa de Big Sur. Me encontraba de vacaciones de fin de año de mi puesto como personal docente en la Universidad de Míchigan. Tras una invitación, había volado hasta Big Sur para estudiar en el recién fundado Esalen Institute. Después de tres semanas reveladoras y que me cambiaron la vida con Perls, reanudé mi docencia en la Universidad de Míchigan. Al final del trimestre, en abril, conduje mi Volkswagen Escarabajo de vuelta a Esalen para mis vacaciones veraniegas de cuatro meses.

Fue durante ese período cuando conocí a Richard Price, el cofundador de Esalen, y creamos mi puesto como el primer becario residente. Este puesto me permitió vivir en Esalen durante los siguientes cuatro meses en la Casa Redonda, construida sobre un riachuelo. Durante esta temporada transformadora en 1967, ahora conocida, como es bien sabido, con el nombre de verano del amor, estudié con terapeutas pioneros como el doctor Fritz Perls (que fundó la terapia Gestalt), Virginia Satir (fundadora de la terapia familiar) y George Bach (fundador de la terapia de grupo de maratón). Aprender sobre la importancia del entorno terapéutico de mano del doctor Ronald David Laing, un psiquiatra británico, junto con la inspiración de mis muchas experiencias en Esalen, fue crucial para moldear mi enfoque para con la salud holística.

Fue en Esalen donde empecé con mi estudio de la balneología: el uso de aguas geotermales naturales para la sanación. Estos estudios culminaron con la adquisición de los históricos Wilbur Hot Springs (Manantiales Calientes Wilbur) y la fundación de lo que llamé The

Health Sanctuary (El Santuario de la Salud). Mientras me encontraba en Esalen ese verano de 1967, también tuve mi primera experiencia con la ketamina, orientado por el doctor John Lily, y Bermie Gunther, pionero de los masajes, me introdujo en las técnicas de respiración que más tarde me salvarían la vida en mi accidente de moto.

Además de esta inmersión en los estudios del potencial humano, se produjeron otros dos sucesos cruciales ese verano. En primer lugar, asistí al Festival de Jazz de Monterrey, donde pude ver a artistas icónicos como Janis Joplin y Jimi Hendrix. En segundo lugar, tuve mi primera experiencia con LSD pura proporcionada por Lionel Bloom, mi compañero de habitación en la universidad. Bloom estaba de visita, y venía de su puesto como profesor en la Universidad de la Sorbona, en París, y me trajo LSD de Sandoz, la compañía farmacéutica suiza en la que Albert Hofmann sintetizó la LSD por primera vez.

Al final del verano del amor de 1967, regresé a la enseñanza en la Universidad de Míchigan, pero seguía volando de vuelta regularmente a Esalen para dirigir seminarios de parejas. También empecé a traer a Colonel, el caniche de Virginia Satir, a las sesiones de terapia de familia. En 1967, llevé a Colonel y presenté un artículo en la conferencia de la Western Psychological Association, en Chicago, detallando la incorporación de perros en sesiones de terapia de familia. Este método innovador sentó las bases para lo que hoy se conoce como psicoterapia asistida por perros.

Más o menos en la misma época, un estudiante de la Universidad Míchigan me introdujo a la DMT (N,N-dimetiltriptamina). Al contrario que con el comienzo gradual de la LSD, una calada de DMT me elevó rápidamente hacia el cosmos. Apenas había logrado dejar el cigarrillo cargado de DMT en el cenicero y ya me había visto transportado a otro reino. Después de diez o quince minutos, me giré hacia mi nuevo amigo y le dije: «Quiero probar eso de nuevo».

Me pasó el cigarrillo y volví a verme lanzado al cosmos durante otros entre diez y quince minutos.

Mirando a mi amigo, le confesé:

—Nunca pensé que fuera un tipo de persona adictiva, pero creo que estoy enganchado. Quiero más de eso de inmediato. ¿Puedo dar otra calada?

—Claro —me contestó.

Di la tercera calada y, una vez más, me vi propulsado hacia un intenso viaje cósmico. De repente apareció una señal grande y roja de «PELIGRO» en el cielo negro. Una voz me habló, diciéndome: «Richard, cualquier cosa que pueda llevarte tan lejos tan rápidamente merece un profundo respeto».

Después de regresar a este reino, mi amigo me preguntó:

—¿Quieres otra calada?

—No, gracias —le contesté—. Creo que he tomado suficiente.

Nunca más volví a fumar DMT.

Más adelante me di cuenta de qué me faltaba en ese viaje de DMT. El evento se produjo tan rápidamente que fui incapaz de traer nada útil de vuelta, de *integrarlo*. No estaba agobiado, lo que implica un sentimiento negativo. Estaba, simplemente, satisfecho y tranquilo. Era como si hubiera tomado un cohete para ir al espacio. Los aspectos visuales eran bonitos, pero la cosa se parecía más a un genial viaje en una montaña rusa que al trabajo interior profundo que había experimentado con la LSD durante mi estancia como becario en Esalen.

En otras palabras, aparte de un viaje único, no obtuve nada útil del viaje.

INTEGRACIÓN, INTEGRACIÓN E INTEGRACIÓN

En 1968, pedí una excedencia de la Universidad de Míchigan, me mudé a San Francisco y abrí el Instituto Gestalt para Psicoterapia Múltiple en Sacramento Street. En la psicoterapia múltiple, dos terapeutas estaban presentes durante todas las sesiones. El método de los dos terapeutas era extremadamente eficaz pero nada práctico. Tengo un punto de vista similar sobre tener a dos terapeutas presentes para la terapia psicodélica. Por supuesto, dos terapeutas son mucho más eficaces que uno, pero no podemos esperar que el público general pueda permitirse un lujo así.

Creo que debemos buscar formas significativamente menos caras de ofrecer un tratamiento psicodélico, como la terapia de grupo, de la que ya hemos hablado en este libro.

En San Francisco, viví en Telegraph Hill, cerca de Coit Tower, y solía frecuentar la cafetería Enrico's en Broadway. Era una vida excitante para mí como psicólogo de veintinueve años que, no mucho antes, en la universidad, había estado fregando platos en una hermandad para pagar mi comida.

En lugar de regresar a la Universidad de Míchigan, acepté un puesto en la Universidad de Stanford, trabajando con el doctor Irvin D. Yalom en un experimento de la terapia de grupo. Yalom estaba estudiando distintos enfoques para la terapia de grupo, y me escogió a mí y al doctor Larry Bloomberg, para que representáramos la terapia existencial. También empecé a buscar una propiedad con aguas geotermales medicinales en la que pudiera fundar una comunidad terapéutica basada en lo que Laing me había enseñado.

¿Pero dónde podía encontrar un lugar a pocas horas de distancia de San Francisco, con aguas calientes medicinales, alojamientos para visitas que tuvieran que pasar la noche y el entorno tranquilizador de la naturaleza?

Un equipo de unos cincuenta de nosotros buscó por zonas rurales. Estábamos en el lugar adecuado y en el momento idóneo. Los manantiales termales habían perdido popularidad con la aparición de los medicamentos con receta. La gente prefería tomar una píldora a viajar a un balneario. En esa época, a finales de la década de 1960 y principios de la de 1970, había muchos manantiales termales en venta.

Nuestro equipo de búsqueda encontró un manantial termal que contenía unas aguas como ningún otro. De hecho, su eslogan era: «No hay, en todo el mundo, unas aguas como éstas».

En 1972, compré Wilbur Hot Springs y las 97 hectáreas que lo rodeaban en el poco conocido Condado de Colusa, en el norte de California, y fundé el The Health Sanctuary: un lugar seguro para sanar que, una vez más, se volvió afamado a nivel mundial.

Los agentes inmobiliarios profesionales hablan de la importancia de «la ubicación, la ubicación y la ubicación» para diferenciar una propiedad.

Lo que distingue a un terapeuta psicodélico profesional es el énfasis tras la sesión psicodélica en «la integración, la integración y la integración».

Aunque los psicodélicos pueden proporcionar unos conocimientos profundos y unas experiencias trascendentales, la integración de las lecciones aprendidas en la vida cotidiana es necesaria para obtener unos beneficios a largo plazo. Los psicodélicos no son una panacea. El entusiasmo actual a nivel mundial por estas sustancias puede generar unas convicciones irreales de que una única experiencia proporcionará una panacea.

Don Lattin, autor de *The Harvard Psychedelic Club: How Timothy Leary, Ram Dass, Huston Smith, and Andrew Weil killed the fifties and ushered in a new age for America*, es un Defensor del uso cuidadoso y responsable de los psicodélicos. Cree que el énfasis en la integración diferencia al renacimiento psicodélico actual de la ola inicial de entusiasmo en la década de 1960. Lattin define la integración como usar los conocimientos adquiridos durante un viaje para dar con formas de mejorar tu vida cotidiana y volverte una persona más compasiva.

Lattin cita al filósofo Huston Smith, que apuntó que los efectos de los psicodélicos no tienen que ver sólo con *estados* alterados, sino también con *características* alteradas.

Las experiencias trascendentales por sí solas, con frecuencia no provocan necesariamente un cambio o la sanación. En lugar de ello, el viaje psicodélico se ve moldeado por la intención, la mentalidad y el marco ambiental y la integración. En la integración es donde se produce buena parte de la sanación. Obtenemos unas «características alteradas» mediante la reflexión sobre nuestras experiencias, identificando las lecciones aprendidas y desarrollando prácticas para personificarlas cada día.

Además, las experiencias psicodélicas son estados alterados largos y exigentes que no pueden y no deben inducirse con demasiada frecuencia. La mente y el cuerpo requieren de equilibrio para su bienestar.

Las experiencias trascendentales son, por definición, temporales. Uno no puede permanecer en un pico en un estado alterado de forma indefinida. Es inevitable que descenderás de cualquier pico. La pregunta es cuánto descenderás y cuánto serás capaz de integrar.

Aunque el término «integración» se ha convertido en algo así como una palabra de moda, es esencial para obtener beneficios duraderos de las experiencias psicodélicas y, en condiciones ideales, debería comenzar antes de la propia experiencia psicodélica.

Los psicodélicos generan un período de neuroplasticidad intensificada, que consiste en la capacidad del cerebro para cambiar y adaptarse, permitiendo así que surjan cambios comportamentales y nuevas perspectivas. Ésa es la razón por la cual muchos psicoterapeutas psicodélicos fomentan que sus pacientes se marquen unas intenciones concretas de antemano para obtener conocimientos sobre las áreas de su vida que estén más deseosos de cambiar.

Para algunos, eso puede consistir en un miedo concreto en torno a la muerte y a morir. Para otros puede ser un mal hábito, una adicción, depresión o una tendencia asocial como la ansiedad social de la que estamos intentando librarnos, además de otros patrones conductuales que ya no nos sirven.

LA INTEGRACIÓN METAFÍSICA

Nuevas investigaciones están iluminando los mecanismos que hay detrás de los efectos de los psicodélicos sobre la neuroplasticidad, aunque todavía hay mucho que aprender sobre cómo los psicodélicos ayudan en el proceso de integrar conocimientos fundamentales en la vida cotidiana.

La psicología y la espiritualidad han intentado dar con el lenguaje para hablar de la integración con una mayor precisión, pero hay otro campo que puede que esté mejor equipado para ayudarnos a comprender la filosofía del marco subyacente.

Durante mi entrevista con el filósofo Peter Sjöstedt-Hughes, él me explicó su idea de la «integración metafísica».

La metafísica es la rama de la filosofía que aborda cuestiones sobre la estructura básica de la realidad. Ofrece distintos modelos conceptuales para comprender las experiencias humanas. Sjöstedt-Hughes propone el término «integración metafísica» para el uso de perspectivas metafísicas para ayudar a integrar revelaciones psicodélicas.

Tal y como describe Sjöstedt-Hughes, «La gente cree que la filosofía es impráctica, una torre de marfil, una materia teórica, pero hay una aplicación práctica de la filosofía, o por lo menos de la metafísica, a la terapia psicodélica».

En su publicación de 2023 sobre este tema, Sjöstedt-Hughes apunta que los principales teóricos de la psicodelia, como el doctor Stanislav Grof y Albert Hofmann, vieron claramente la necesidad de la integración de las experiencias psicodélicas. Sin embargo, la psicología y la psiquiatría normalmente no cubren el campo de la metafísica. Sjöstedt-Hughes cree que esta perspectiva psicológica puede ser valiosa para la terapia psicodélica, especialmente para los cuidados al final de la vida.

Para comprender lo que quiere decir, primero debemos entender la distinción entre las experiencias metafísicas y las místicas. Tal y como hemos comentado, las experiencias místicas implican un sentido de unidad con una realidad mayor, lo que frecuentemente da lugar a unos profundos conocimientos personales. Sin embargo, la perspectiva metafísica va un paso más allá, intentando encontrarle un sentido conceptual a esas experiencias dentro de un marco filosófico.

En último término, Sjöstedt-Hughes considera la integración metafísica como una promoción de la psicoterapia asistida por psicodélicos para conocer adecuadamente su tema de discusión. «Si se tiene una experiencia metafísica, uno debería integrarla metafísicamente», explica.

«Estamos intentando readaptar una herramienta no diseñada para el asunto que nos ocupa: usar un martillo para corregir la gramática. Desde esta perspectiva, integrar la metafísica es una adaptación que acelera el alineamiento de la materia con el tema de discusión: la metafísica para la experiencia metafísica».

Para las personas que se están enfrentando a la muerte, su percepción de la realidad también moldea su sentido del significado y el propósito. Según Sjöstedt-Hughes, la integración metafísica puede ayudar a prolongar el consuelo hallado a lo largo de una experiencia psicodélica mediante la expresión de revelaciones sobre la vida y la muerte en un lenguaje nuevo, o a través de una imagen que vaya más allá de los límites del lenguaje.

A modo de ejemplo, Sjöstedt-Hughes explica: «Digamos que tienes un *flash* oceánico, y que le provoca beneficios a tu persona. Al cabo de algunos meses, puede que pienses para ti mismo: "Bueno, eso fue interesante, pero, obviamente, es una alucinación", y que te olvides de ello y avances, porque ahora te estás reintegrando en la metafísica implícita de tu cultura».

Sin embargo, señala que si a una persona se le proporcionan alternativas mediate el discurso metafísico, «puede que sea menos probable que se desprenda de esa convicción y que, por lo tanto, los beneficios pudieran durar más».

Tal y como lo ve Sjöstedt-Hughes, la integración metafísica proporciona un marco conceptual para asentar conocimientos, de modo que no se pasen por alto con el tiempo. Aunque es abstracta, la metafísica ofrece teorías completas de la realidad sobre las que se ha debatido durante siglos. Mediante la comprensión de estas perspectivas podemos considerar las comprensiones profundas no como anomalías, sino más bien como ojeadas a unas cosmovisiones asentadas.

«Incluso una comprensión sencilla de la metafísica puede dotar de un significado duradero a la persona que haya pasado por una experiencia metafísica asociada», dice.

Para implementar esto, ha creado lo que él llama «matriz metafísica», que bosqueja distintas posturas sobre la naturaleza de la realidad. Esta matriz podría proporcionar a los terapeutas un menú de modelos metafísicos para ayudar a encontrar sentido a las revelaciones psicodélicas. Los pacientes podrían sentirse identificados con una perspectiva que encaje en su experiencia, añadiéndole seriedad y significado.

Aunque el impacto subjetivo de los psicodélicos difiere, Sjöstedt-Hughes cree que este contexto filosófico adicional podría enriquecer la integración del proceso para muchos. Tal y como apunta, se ha visto que los psicodélicos provocan experiencias descritas como metafísicas a lo largo y ancho de las culturas.

La matriz metafísica ofrece unos marcos conceptuales, pero poner los conocimientos en práctica requiere esfuerzo. El verdadero trabajo empieza cuando regresamos de los estados visionarios a la vida corriente.

Aunque las revelaciones suelen aparecer repentinamente, su integración se despliega lentamente. Debemos sostener las verdades con ligereza, pero con la firmeza suficiente como para transformar las epifanías en acción. A veces, estos conocimientos nos llegan a través de la magnificencia de la naturaleza o de un conocimiento súbito en una de nuestras relaciones, sólo para que se vuelvan a desvanecer después. Sin embargo, también podemos captar estos movimientos y hacer que sus lecciones permanezcan.

Este proceso de integración intencionada de conocimientos o percepciones puede ilustrarse mediante una experiencia personal que tuve durante una visita al hogar del jefe secreto, Leo Zeff, en Bolinas (California). Bajo la influencia de 300 microgramos de LSD, percibí unas hermosas flores que tenían un aspecto especialmente vibrante. Golpeado por sus intensos colores, pensé para mis adentros: «Quiero ver el color de estas flores de manera brillantemente durante el resto de mi vida».

Me quedé mirando las flores fijamente durante unos diez minutos, centrándome con atención en asimilar sus colores en mi esencia. Para mi sorpresa, este simple acto de atención consciente tuvo un impacto duradero. Desde ese momento, las flores se me han aparecido constantemente con colores más vibrantes, como si mi percepción se hubiera visto permanentemente alterada por esa experiencia.

En un contexto distinto, ten en cuenta la experiencia de pensar de repente en alguien y sentir una oleada de amor y compasión por él. ¿Cómo puedes mantener este profundo sentimiento?

Un método útil para conservar la experiencia consiste en anotarla, de modo que puedas revisitar esos sentimientos de amor y amabilidad de nuevo más adelante e iniciar una conversación honesta con esa persona en el momento adecuado. Documentar las epifanías hace que los momentos efímeros sean eternos.

Cada comprensión, al registrarla y visitarla más adelante, se convierte en un hilo que tejemos en el tapiz de nuestra vida cotidiana. Poco a poco, las elecciones moldean el carácter, y los momentos transitorios dejan unas improntas indelebles. Integrando los conocimientos con intención, transformamos las revelaciones en cambios tangibles en nuestra vida cotidiana.

Debemos conservar y alimentar lo que los psicodélicos nos revelan, integrando tanto de la experiencia como sea posible. Estas improntas metafísicas llenan el pozo del cual sacamos sentido cuando la muerte se avecina.

LA HISTORIA DE HEATHER:
LA OPORTUNIDAD PARA LA INTEGRACIÓN

Heather A. Lee es una superviviente de un cáncer de mama y psicoterapeuta psicodélica autorizada en Colorado cuyo diagnóstico de cáncer le presentó una oportunidad disfrazada que le cambio la vida.

«Richard, la semana que me dieron mi diagnóstico de cáncer de mama fue la semana en la que obtuve mi certificado como psicoterapeuta asistida por psicodélicos –me explica Lee–. Bueno, esto no es una coincidencia. Esto es el universo diciéndome que aquí hay un lugar en el que puedes usar esta medicina con la gente. ¿Por qué no trabajas en ello contigo misma?».

La siguiente experiencia autodirigida de Lee con una dosis heroica de psilocibina la llevó a un lugar amedrentador.

«Era como bailar con el demonio y enfrentarse a los miedos y fijarse en la mortalidad. En este viaje conseguí una gran descarga de información de que el cáncer es miedo convertido en algo celular. Incluso podría tratarse de un miedo intergeneracional procedente de mi linaje femenino, de mi madre y mi abuela. Eran patrones de pensamiento basados en el miedo relativos a la escasez, el dinero y las asociaciones, y esos fueron, totalmente, asuntos en la vida de mi madre. Podía verlos como patrones en mi vida también. Asimismo obtuve la información que necesitaba para profundizar en la naturaleza y encontrar agua sagrada. Eso es lo que acudió a mí en mi viaje psicodélico. Necesitaba preparar mi cuerpo para la intervención quirúrgica yendo y bañándome en esta agua psíquica sanadora».

Lee confiaba en los facultativos en el componente médico de su viaje, que al final incluyó una doble mastectomía y seis operaciones más relacionadas a lo largo de un período de seis meses.

Sin embargo, tomó cartas en el asunto cuando se trató del «componente energético psicosocial» de su cáncer: algo que la medicina occidental no aborda.

«Les estaba hablando a mis médicos de todo esto y simplemente me estaban mirando como si me estuvieran diciendo: "¿De qué nos está hablando, señora?"», recuerda Lee.

Guiada por su intuición, descubrió un lugar de acampada en Lower Elk Falls (Utah), en el que encontró las aguas sanadoras que había estado buscando desde su experiencia con la psilocibina.

Llegamos allí ya avanzada la tarde y empezamos a hacer senderismo adentrándonos en un cañón. El guía del parque dijo:

—Probablemente no deberíais ir. Va a oscurecer. La gente se está marchando ahora. No tengo claro que debáis seguir.

Le dije:

—No, no, estaremos bien.

Cuando llegamos al final del cañón por el que estábamos haciendo senderismo (con unos precipicios maravillosos a cada lado y un riachuelo que discurría atravesándolo), había una cascada a mayor altura y que caía sobre un estanque claro y de color azul cristalino, y no había nadie alrededor.

Pensé: «Oh, Dios mío, éste es el lugar. ¡Éstas son las aguas sanadoras! Hemos sido guiados hasta aquí».

Me desnudé, me zambullí en el estanque y me bañé en esas aguas sanadoras. Sentí, de verdad, que formaban parte de mi preparación para la intervención quirúrgica y para el tratamiento de mi cáncer. Sentí que estaba haciendo cosas que eran muy importantes para mí, muy espirituales y basadas en la energía.

La experiencia de Lee habla del poder de la integración, mucho después de una «experiencia trascendental» inicial.

Normalmente, una persona que se prepara para un tratamiento contra el cáncer puede que se encuentre paralizada por el miedo: incapaz de disfrutar de sus viajes, y mucho menos encontrar estanques ocultos de sanación en plena naturaleza. «Aunque la experiencia normalmente induciría un gran miedo –dice Lee–, seguía encontrándome en un estado increíblemente neuroplástico después de mi viaje anterior, lo que me ayudó a entrar en la experiencia de la intervención quirúrgica».

La resección del cáncer se vio seguida de una intervención para extirparle ambas mamas y que le insertaran expansores de tejido. Lamentablemente, uno de los expansores se infectó y tuvo que retirarse y luego reemplazarse. Después de eso tuvo que pasar por una cirugía reconstructiva y una biopsia: un total de seis intervenciones.

«Fue mucho por lo que pasar, así que decidí no tomar más psilocibina».

Durante este período, Lee pasó su tiempo libre llevando a cabo trabajo de integración, que pasó a describir:

Afortunadamente, dispuse del lujo de tomármelo con calma y pasar tiempo descansando en casa, trabajando de manera intensiva en todo eso mediante la terapia cognitivo-conductual, la visualización guiada, la meditación, escribir un diario, escribir, dibujar y la terapia narrativa.

También hago algo llamado escritura de un diario visual, cosa que me encanta hacer con mis clientes.

Cuando me siento para escribir, tiendo a ponerme poética [...]. Así es como me expreso. También suelo garabatear y usar colores. Hago una combinación de escribir declaraciones, dibujar emociones, crear pequeñas declaraciones de afirmación y escribir poesía. Es un flujo libre de pensamientos que surgen de una forma muy visual.

Para mí, no consiste tanto en describir lo que pasa en un viaje. Es inefable; en realidad no puedes ponerlo en palabras. Cuando me estoy expresando sobre el papel, no siempre es a través de palabras. Con frecuencia es mediante imágenes. Incluso el mero hecho de garabatear o de escribir una palabra o un par de palabras me devuelve a ese estado de la emoción que estoy intentando procesar o al nuevo pensamiento que estoy manifestando y con el que estoy conectando.

Cada día llevaba a cabo meditaciones orientadas con la misma música que había usado durante mis viajes. Ésta era una forma potente de llevar a cabo la integración, ya que me permitía revisitar el mismo espacio mental y emocional que antes. Durante estas meditaciones me hacía regresar a ese espacio del viaje.

Además de la meditación, pasé mucho tiempo escribiendo un diario y trabajando en declaraciones de afirmación para reforzar nuevos patrones de pensamiento. Hice un esfuerzo consciente por darme cuenta de cuándo estaba desplazándome hacia un pensamiento basado en el miedo, y creé un nuevo diálogo interior para establecer una nueva mentalidad por defecto. Después de una experiencia importante con psilocibina, tu cerebro permanece en un estado neuroplástico, lo que proporciona una oportunidad para reprogramar y liberarse de modos por defecto y patrones de pensamiento profundamente arraigados.

Cuando intento regresar a viejos patrones de un pensamiento basados en el miedo relativo a la escasez, el dinero y la asociación, no siento miedo con respecto a ninguno de estos asuntos. Estoy arraigada en un lugar de fe y confianza. No hay miedo sobre estas cosas. Los he liberado.

Al igual que Lee, yo también he dibujado, pintado y hecho esculturas de arcilla tanto durante como después de las experiencias psicodélicas.

Sin embargo, la mayoría de la gente que viene a terapia muestra una mayor orientación verbal. Un terapeuta competente puede ayudar a un paciente a conservar sus conocimientos durante la experiencia simplemente hablándole. Estas otras técnicas no verbales pueden ser de utilidad si una persona es menos verbal y si deseas otra ruta para lidiar con sus emociones. Puedes indicarle que pinte lo que está sintiendo como forma de captar la esencia de una experiencia que, de otro modo, es inefable.

CÓMO HAN ABORDADO LA INTEGRACIÓN LOS ENSAYOS CLÍNICOS

Aquellos que piensan que los psicodélicos proporcionan un parche o que una única sesión psicodélica resolverá problemas complejos de la vida es probable que acaben decepcionados. El cambio genuino es un trabajo difícil: no es un trabajo que hacer con palas, sino con maquinaria pesada. Lleva tiempo y un esfuerzo continuo.

Sin embargo, las pruebas tempranas sugieren que para aquellos que se están enfrentando al final de la vida una única sesión de psilocibina, seguida de múltiples sesiones de integración, puede conducir a un importante alivio de la angustia emocional.

En el estudio de la UCSF sobre el uso de la psilocibina al final de la vida (Woolley, 2021), los investigadores introdujeron sesiones de terapia de integración de seguimiento en la estructura del estudio para ayudar a los participantes a procesar sus experiencias, adquirir conocimientos y llevar a cabo cambios duraderos en su vida.

En su estudio, una dosis inicial pequeña de psilocibina se vio seguida de una dosis mayor, con terapia de integración tras cada una de ellas para reflexionar sobre los conocimientos y los aprendizajes.

Tal y como me dice Andrew Penn, uno de los científicos que dirigía el estudio: «El día después de la sesión, hablábamos de la experiencia del día a anterior. Intentábamos, de verdad, encontrarle sentido a lo que había sucedido, de lo que se había hablado, de lo que se había sentido».

Los ensayos intentan mostrar cómo, con el marco adecuado, un número limitado de sesiones psicodélicas en combinación con la integración pueden incrementar la calidad de vida de forma significativa.

El estudio de la UCSF fue diligente en cuanto a incorporar la terapia con psilocibina en el tratamiento médico ya existente de los pacientes. Los participantes eran normalmente remitidos por médicos que conocían bien sus trastornos e historiales. Antes de la sesión, el equipo de cuidados sanitarios que ya se ocupaba de ello, presentaba a los pacientes los terapeutas psicodélicos. Normalmente, algunos miembros del equipo médico estaban implicados en el estudio, y todos ellos continuaron con los cuidados después del final de que concluyera.

Este seguimiento con el equipo de cuidados médicos genera continuidad para los pacientes, permitiendo que los conocimientos se afiancen y evitando la dolorosa situación en la que Heather A. Lee se encontró cuando sus cirujanos la miraron con una cara rara por hablar abiertamente sobre su sanación psicoespiritual en los estanques de las cascadas Lower Elk Falls.

EVITAR EL DESMORONAMIENTO

La parte negativa del modelo de la UCSF es el gasto de la terapia asistida por psicodélicos llevada a cabo por los terapeutas. Hasta que creemos unos protocolos eficaces nuevos de administración de psicodélicos, sólo los superricos podrán participar y beneficiarse. Éste es un importante inconveniente del tratamiento que debe superarse. La terapia psicodélica de grupo aporta una posibilidad de proporcionar tratamiento por unas tarifas más razonables.

Heather A. Lee expresa interés porque la investigación y la experimentación se están haciendo en comunidad, como en una terapia de grupo en el marco de un retiro.

«Prefiero trabajar con esta medicina en pequeños grupos, generando un contexto en el que la gente pueda desarrollar una pequeña comunidad de apoyo durante su experiencia con estas medicinas», me dice.

«Tener a otras personas que den testimonio, te reserven un espacio, compartan su compasión y estén interconectadas puede ser increíblemente poderoso. Como humanos, tenemos un deseo natural por la interconexión y la comunidad. Las raíces ancestrales de estas medicinas se encuentran en las ceremonias, en las que la gente se sienta formando un círculo. Hay tanto poder en esa práctica».

Sin embargo, Lee teme que en ciertos círculos las sesiones de grupo no se sigan con una integración suficiente después.

«He trabajado con gente que había regresado de Perú y de viajes con ayahuasca sintiéndose traumatizada, porque han tenido una experiencia enorme y se suben a un avión y regresan a Estados Unidos, y no existe esa parte de integración completa».

He sido testigo de un fenómeno similar en mi trabajo tratando la dependencia a sustancias químicas. Mucha gente ha ido a conocidos programas de veintiocho días de duración y luego ha regresado a casa sin integración. De hecho, en el tratamiento de la dependencia a sustancias químicas, la terapia que tiene lugar después del componente residencial se denomina «cuidados postratamiento», como si se produjeran después del tratamiento. Esto puede reducir, involuntariamente, la importancia percibida de la terapia en curso y la necesidad de apoyo tras la fase residencial inicial y más intensiva del tratamiento. Muy pocas personas se «curan» después de un programa de veintiocho días. Suele necesitarse un apoyo continuo durante varios meses o años para que un paciente supere los retos relacionados con la dependencia química y el estilo de vida relacionado.

En la década de 1980, fundé el primer programa holístico de Estados Unidos para la dependencia a sustancias químicas llamado Cokenders Alcohol and Drug Program para personas que estaban lidiando con la dependencia a sustancias químicas. Gente de todo el mundo participó en el componente residencial del programa que dirigí en el The Health Sanctuary, en Wilbur Hot Springs. Los pacientes apenas eran del movimiento de la Nueva Era (*New Age*), y se mofaban de la terapia de la Nueva Era. Sabiendo esto, ofrecimos yoga y lo llamamos «estiramientos», a la meditación se la llamó «limpieza de la mente», al ejercicio aeróbico se lo denominó «condicionamiento físico», a la educación relativa a la nutrición se la llamó «ingesta de combustible», los masajes se conocieron como «trabajo corporal», se hacía referencia a la balneología como «baños calientes» y a la terapia individual y la de grupo se las llamaba «terapia».

Después de completar el programa residencial de detoxificación de cinco días de duración, los pacientes regresaban a su hogar, donde les esperaban terapeutas. A su llegada, un terapeuta que se había formado conmigo estaba inmediatamente preparado para continuar con el trabajo de integración semanal.

Desde 1980 hasta 1989, traté a mil quinientas personas en mi Cokenders Alcohol and Drug Program, consiguiendo uno de los índices de éxito más altos en Estados Unidos en esa época, con un sorprendente 86 % de participantes limpios y sobrios después de un seguimiento de dos años de los pacientes. Le demostramos al mundo que los programas de veintiocho días de duración eran innecesarios y que posiblemente estuvieran motivados por tratos entre hospitales y compañías de seguros. El Cokenders Program, que consistía en una detoxificación residencial de cinco días de duración en Wilbur, seguida de un año y medio de integración semanal, costaba menos y era significativamente más eficaz que veintiocho días en programas hospitalarios. Al igual que para que la experiencia psicodélica sea completamente eficaz debe verse seguida por la integración, el programa residencial de cinco días de curación contra la dependencia a sustancias químicas debía verse seguida por la integración. Integración, integración e integración.

De forma similar a una experiencia intensa con psilocibina o ayahuasca, una estancia intensiva en unas instalaciones para la rehabilitación puede ser una experiencia fenomenal después de la cual puede, con bastante frecuencia, darse un bajón. Los pacientes deberían estar preparados y se les deberían proporcionar herramientas para desarrollar más los conocimientos obtenidos durante la experiencia trascendental en el período posterior.

En el caso de los psicodélicos ahí es también donde entra en juego la integración. ¿Qué cantidad de la materia prima que has desenterrado puedes revisar concienzudamente, pulir y practicar? ¿Qué cantidad de la experiencia trascendental estás dispuesto a dejar que se lleve el viento?

Durante mis viajes psicodélicos, he tenido algunas experiencias alegóricas fantásticas: desde ver el desarrollo de la civilización en las pirámides de Egipto hasta sentirme conectado con cada persona del planeta y ser totalmente uno con la naturaleza. Durante el período posterior a una experiencia psicodélica, sigo aprendiendo de los conocimientos y necesito consumir alimentos muy nutritivos, ejercitar mi cuerpo, especialmente mi corazón, mantener mi fuerza mediante el entrenamiento con pesas, respirar aire puro, meditar, estirar mis músculos, hacer un trabajo con sentido y pasar tiempo con mi familia y mis amigos. Aparte de estos empeños, puedo simplemente estar de brazos cruzados con una gran sonrisa bobalicona en el rostro o enfrentarme a la depresión de la ausencia de sentido.

Es de esperar que el renacimiento psicodélico actual no se consuma, sino que transforme la cultura. Para mí es crucial promover estas sustancias psicodélicas como medicinas legítimas para impulsar el cambio cultural. Este renacimiento llega en un momento en el que millones de estadounidenses se han visto dañados, física y emocionalmente, por productos ineficaces de las grandes farmacéuticas. Además, tras la pandemia, los epidemiólogos informan de que el 30-40 % del país está sufriendo ansiedad y depresión.

Mientras padecer una enfermedad terminal puede generar una mayor sensación de urgencia, siempre existe la posibilidad de dar pasos positivos hacia la sanación y la autopotenciación, independientemente de cuánto o cuán poco tiempo nos quede a cada uno de nosotros.

PASO 8

Considerar la vida después de la muerte

La idea del castigo eterno alimenta, comprensiblemente, una profunda angustia en relación con la muerte. Para Hunt Priest, el fundador de Ligare a quien hemos conocido antes en este libro, este miedo no sólo está injustificado desde una perspectiva racional, sino que ni siquiera está garantizado por la lectura de la propia Biblia.

«No es algo que aparezca en las Escrituras –me dice Priest con franqueza–. El castigo eterno después de la muerte se ha usado para controlar y asustar a la gente».

Priest y yo nos preguntamos por qué tanta gente declara creer en un Dios que creó a los seres sólo para condenar a la mayoría a una tortura eterna. Pese a ello, la amenaza del fuego del infierno se ha usado desde hace mucho tiempo para infundir miedo y obligar a la gente a cumplir unas normas.

Cuando le pregunté a Thomas Roberts sobre esta cuestión, me proporcionó una explicación benévola en cuanto a por qué el infierno ha llegado a dominar nuestra forma de pensar sobre la muerte y la vida eterna.

«No creo que la Iglesia controle intencionadamente a la gente –dice–. Creo que los líderes de la Iglesia se han engañado a sí mismos para adoptar su forma de pensar».

Sin embargo, si crees en la realidad del infierno, ¿hasta qué punto está justificado el miedo a la muerte? Y argumentó que hay unas raíces psicológicas para el miedo al infierno que vale la pena examinar.

Empieza con lo siguiente: todos cometemos errores. En el lenguaje religioso, podrías decir que todos somos pecadores. Independientemente de cómo los llames (pecados, errores, fracasos o remordimientos), todos desearíamos haber hecho ciertas cosas de forma distinta. Sin embargo, una vez que aceptas que el pasado no puede cambiarse, y si has «pecado», entonces, si el infierno existe vas a acabar en él. De aquí el miedo a la muerte.

Hay un beneficio sobre reflexionar sobre de qué estamos avergonzados o de qué nos arrepentimos, o qué desearíamos haber hecho de forma distinta.

Si nos comportamos de una forma que ahora nos hace sentirnos incómodos, podemos beneficiarnos preguntándonos: ¿cómo puedo actuar hoy de modo que mi comportamiento se alinee con mi ética y mis valores? Examinar el pasado y ver nuestros fallos nos permite elegir una dirección distinta en el presente. Eso es valioso.

En esta práctica encontramos algo similar a la idea cristiana del «arrepentimiento»: una mala traducción del término griego *metanoia*, que se empleaba en el Nuevo Testamento y que hace referencia a un cambio de dirección de ciento ochenta grados alejándonos de esas acciones pasadas que desearíamos haber hecho de forma distinta. La respuesta adecuada frente al arrepentimiento no es el miedo al infierno, sino un giro radical hacia los valores y los ideales que deseamos encarnar.

La metanoia está inspirada por la autocompasión y no la autocondena. Aceptamos nuestra humanidad: que siempre nos quedaremos cortos con respecto a la perfección; pero cuando nos demos cuenta de que nos hemos desviado de nuestros valores, nos volveremos a comprometer con ellos en lugar de mortificarnos por el remordimiento. Esto es el verdadero arrepentimiento: escoger la luz sobre la oscuridad, el crecimiento sobre la estasis.

Las religiones frecuentemente usan el miedo al infierno para desalentar los pecados, pero este enfoque es erróneo. El miedo alimenta poco más que ansiedad. Mortificarse por el arrepentimiento por algo que no puede enmendarse no sirve a ningún fin. Lo que motiva un cambio positivo es conectar con nuestros valores y nuestras mayores aspiraciones; permitir que nuestros ángeles más elevados prevalezcan.

ALTERNATIVAS AL CIELO Y AL INFIERNO

Peter Sjöstedt-Hughes cree que la visión en blanco y negro prevalente sobre el más allá no logra reflejar la gama de posibilidades. Sjöstedt-Hughes se centra en filósofos como Alfred North Whitehead, que argumentaba contra las oposiciones binarias o dualismos que limitan nuestra visión de la realidad.

«En Occidente, parece que tenemos una dicotomía entre la cristiandad o la nada –me dice Sjöstedt-Hughes–. El aniquilacionismo es también bastante amedrentador para mucha gente. Eso y nada es lo mismo».

Sin embargo, apunta: «La metafísica entra en acción y dice: "Hay otras opciones aquí"».

Sjöstedt-Hughes me recuerda que William James, considerado el «padre de la psicología estadounidense», también intentó fusionar la filosofía y la metafísica al proponer un marco para comprender la consciencia y la experiencia mística. Según Sjöstedt-Hughes, la psicología se volvió cada vez más empírica y terapéutica, dejando sin abordar cuestiones filosóficas sobre el problema de la mente y el cuerpo.

Le pregunté si creía que la vida acaba con la muerte. Compartió su convicción tentativa en la posibilidad de la vida eterna, siguiendo a filósofos como Baruch Spinoza, que consideraba que el tiempo había sido creado por los humanos. Al igual que Spinoza, Sjöstedt-Hughes asume una visión panteísta de que el universo en sí mismo es divino.

Sjöstedt-Hughes también compartió su experiencia con la 5-MeO-DMT (5-metoxi-N,N-dimetiltriptamina), un compuesto psicodélico derivado del veneno del sapo que a veces recibe el nombre de la «molécula de Dios» que le proporcionó un vistazo a lo que puede trascender al tiempo.

«Tomé una alta dosis de esa sustancia por accidente», me explica, añadiendo que fue lo más cerca que estuvo de cualquier cosa que pudiera estar relacionada con la otra vida.

«La tomé por razones académicas, para descubrir la atemporalidad. La gente siempre decía que la experiencia con la 5-MeO es la más unitiva en relación con el texto místico. Por lo tanto, la probé y la analicé en esos términos».

Pese a ello, sigue siendo agnóstico y dice: «Nunca puedes estar seguro. No creo, realmente, en nada a día de hoy. Simplemente contemplo distintas opiniones y descarto ciertas cosas».

Filosóficamente, hay dos formas principales de conceptualizar una vida después de la muerte. El dualismo propone que el alma es distinta del cuerpo, interactuando mediante medios desconocidos. Sin embargo, el dualismo no logra superar el problema de la mente y el cuerpo al explicar cómo algo que no es físico como la consciencia interactúa con el sustrato físico del cerebro. El materialismo afirma que la mente emerge de o es idéntica al cerebro, por lo que cuando el cerebro muere, la mente también deja de existir, y de aquí el aniquilacionismo. Sin embargo, todavía no sabemos cómo la consciencia se relaciona con el cerebro.

Sjöstedt-Hughes sugiere que la filosofía judía de Spinoza, que creía que la mente y el cuerpo son uno, podría proporcionar un marco para creer en una vida después de la muerte sin dualismo ni monoteísmo.

La visión panteísta de Spinoza hizo eco en mí profundamente desde que estudié filosofía en la universidad. Sin embargo, el concepto de una vida después de la muerte o de la eternidad quedaba fuera de mi alcance hasta que, bajo la influencia de los psicodélicos, tue una potente visión de la muerte como el unirse a una cinta de Moebius de color rosa que volaba por el universo. ¿Llamaría Spinoza a una visión así un vistazo de la eternidad? Esta visión me abrió a posibilidades más allá del sueño grande sin sueños de la aniquilación, aunque como Sjöstedt-Hughes, sigo siendo agnóstico e inquisitivo, siempre curioso.

LA REENCARNACIÓN Y LA EXPANSIÓN DE POSIBILIDADES MÁS ALLÁ DEL PANTEÍSMO

Aunque el cielo, el infierno y la aniquilación siguen siendo posibilidades, otras visiones consideran que la consciencia se extiende más allá del cuerpo físico de ciertas formas. John Buchanan, autor del libro *Processing reality: Finding meaning in death, psychedelics, and sobriety*, publicado en 2022, cree que sobrevivir a la muerte del ego durante las experiencias psicodélicas significa que «tenemos que morir porque nuestro cerebro produce consciencia».

Buchanan recomienda la obra del difunto David Ray Griffin, un pionero en la filosofía del proceso y la parapsicología, que describe la posibilidad de una vida después de la muerte. Griffin examina pruebas de fenómenos como la telepatía, la psicoquinesia, las apariciones y la reencarnación para ver si la consciencia podría existir independientemente del cuerpo. Concluye que tales experiencias, junto con las extracorpóreas, proporcionan pruebas convincentes de esta visión.

Griffin plantea la cuestión de si la supervivencia sin un cuerpo o la capacidad de actuar en el mundo parecería algo carente de sentido. Sin embargo, Buchanan apunta que Griffin también sugería que la muerte es el último capítulo para algunos, mientas que otros que desean seguir renaciendo o unirse con lo divino pueden hacerlo.

«Puede que tengamos opciones en la muerte, igual que en la vida», dice Buchanan.

Incluso aunque no creas en la reencarnación en un sentido literal, algunas personas encuentran consuelo en redefinir su muerte como parte de un renacimiento más amplio que se da en la naturaleza a cada momento.

Renee Baribeau, autora de *Winds of spirit: Ancient tools for navigating relationships, health, and the Divine*, me habló elocuentemente sobre este proceso de la muerte y el renacimiento. Dice:

> Si piensas en ello, estas hojas muertas de las que estamos hablando son más hermosas cuando están muertas, especialmente durante un otoño en Nueva Inglaterra. Los colores salen cuando están muertas. Además, es la descomposición de esa falta de vida la que realimenta el siguiente ciclo. Las hojas se descomponen dando lugar al carbono y a todos los componentes que contienen, que dan vida de nuevo, y creo que eso es realmente lo que las religiones intentaron tomar de la naturaleza: la idea de que todo lo que muere renace en primavera. Podrías darle un nombre distinto, pero las partes de tu cuerpo que se descomponen dan vida a algo nuevo. Tanto si crees que ésta es tu única vida como si no, siempre puedes dedicar esas partes de ti mismo a mejorar la tierra para los árboles que crecerán después de ti. Como sólo estamos aquí durante un período breve, hay muchas más cosas que aprender. Si realmente eres de utilidad, siempre te estás entregando a algo mayor.

LA CONSCIENCIA DESPUÉS DE LA MUERTE

La creencia de que la consciencia trasciende a lo físico es común en muchas tradiciones espirituales y religiosas. Según el filósofo Charles Bush, las experiencias espirituales y psicodélicas genuinas conducen a la misma transformación interior que la muerte. Mientras una es un acto externo, la otra es un acto interno.

Bush cree que mientras la consciencia habita en el interior y emplea al cuerpo, tiene una vida interior propia donde residimos realmente. Nuestro vocabulario rico para la mente (imaginar, reflexionar y contemplar) describe este espacio interior en el que se dan las experiencias, aparentemente no relacionadas con el mundo exterior. Aunque la consciencia necesita un cerebro y un cuerpo que funcionen, no es producida por ellos.

Bush desafía la idea de que el cerebro sólo genera consciencia o que alterarla necesita cambios en el pensamiento. Mientras los cambios en el cerebro influyen en el pensamiento, lo mismo hacen muchas experiencias. La consciencia en sí misma permanece.

«Mi cuerpo y el mundo material son un aspecto de la consciencia, pero no son el único aspecto de la consciencia –me dice Bush–. Tengo una vasta vida interior que no tiene nada que ver con mi cuerpo, mi nariz, mis pelos, el lago, mi ordenador ni ninguna otra cosa. Y es absolutamente real».

Bush ve lo no material y lo material como igualmente reales, cada uno de ellos con su lógica y su vocabulario. La vida interior y las relaciones nos permiten acceder a una consciencia compartida que de otro modo no sería posible mediante la mera implicación con objetos externos. En sus palabras: «Cuando me miras a los ojos estás compartiendo consciencia interior. Cuando miro los libros y las estanterías, eso no sucede. Por lo tanto, lo no material existe y es accesible en todo momento. Y es en las relaciones donde nos permeamos el uno al otro de la misma forma».

Para Bush, la muerte no es el final, sino una transición para residir a tiempo completo en este espacio interior que ya habitamos. «Morir es como perder la conexión habitual entre el mundo físico y no físico a los que estamos acostumbrados –dice–. Físicamente, hasta donde sabemos, esa conexión parece perdida».

Sin embargo, la consciencia permanece y se expande. Las experiencias extracorpóreas y las cercanas a la muerte muestran que podemos acceder a reinos que se encuentran más allá de lo físico incluso antes de la muerte.

«Abandonar el cuerpo es irse, pero no es que algo se vaya –explica Bush–. Es sólo que la región es mucho más grande que aquella en la que ya no estás; pero estuviste en ella antes de que murieras».

Recuerdo preguntarle a un sacerdote católico, amigo mío:

—¿Crees que hay algo después de esta forma de vida?

—Sí, por supuesto –me dijo

Le contesté:

—Bueno, entonces ¿podríais considerar cambiar el nombre del ritual llamado últimos sacramentos o extremaunción, ya que en realidad no estáis acabando, sino que estáis haciendo la transición hacia otra forma de vida?

Aunque no podemos saber qué sucede después de la muerte, algunos sugieren y otros creen que la consciencia trasciende lo físico de formas intuidas a través de experiencias espirituales y psicodélicas. Habitamos espacios interiores que llamamos consciencia y, actualmente, el acceso a estos espacios requiere de un cerebro y un cuerpo que funcionen. Sin embargo, puede que nuestra muerte expanda esta visión, permitiendo un pleno acceso a reinos que sólo vemos brevemente en momentos de conciencia enormemente expandida, algunos de los cuales son facilitados por sustancias psicodélicas. Lo que permanece y lo que parte durante esta transición sigue siendo uno de los misterios más emocionantes de la vida.

PASO 9

Vivir plenamente

Cuando fundé el Cokenders Alcohol and Drug Program, descrito anteriormente, inicié cada retiro explicando a los pacientes la siguiente historia:

> Tu vida de una salud extremadamente mala en este momento de tu adicción te ha traído hasta aquí, al The Health Sanctuary en Wilbur Hot Springs, donde ahora tienes la enorme oportunidad de reorientar tu vida en sintonía con afirmar prácticas de salud que te permitirán vivir más plenamente e incluso más que antes de cualquier adicción o de las circunstancias desafiantes a las que te hayas enfrentado. Puede que, de hecho, tu adicción te haya salvado la vida.

Este principio se aplica no sólo a la dependencia a sustancias químicas, sino también a cualquier problema grave que lleve a una persona a la perspectiva de necesitar recomponer su vida. Una salud equilibrada consiste no sólo en reducir el consumo de drogas y de alcohol, sino también cómo comes, respiras, haces ejercicio, te relacionas con otras personas, encuentras un objetivo y piensas.

Puedes aplicar el mismo principio al cáncer, al fallo de un órgano o a cualquiera de los problemas de la vida. Puede que toda tu vida necesite un reequilibrado, y un diagnóstico de una enfermedad potencialmente fatal puede generar una oportunidad para hacerlo.

Si embargo, antes de poder empezar a vivir con plenitud debes pasar por un proceso que empieza por reconocer tu trastorno. Si padeces una dependencia a una sustancia química, eso significa reconocerlo en lugar de negarlo. Si padeces una enfermedad potencialmente fatal, eso significa afrontar tu mortalidad, además de vivir tu vida cotidiana al máximo.

Las experiencias psicodélicas pueden proporcionar a las personas que se enfrentan a la muerte un agradecimiento recién descubierto por la vida restante. El periodista Don Lattin señaló, gracias a sus investigaciones sobre los ensayos clínicos, que «muchos sujetos dijeron que les proporcionó realmente un agradecimiento por la vida que les quedaba por vivir. Fue un verdadero punto de inflexión».

Aunque todos tenemos unas intenciones únicas en nuestros viajes, hay ciertas áreas de las que podemos beneficiarnos con su revisión de vez en cuando. Los psicodélicos proporcionan una oportunidad para escudriñar tanto los hábitos beneficiosos como los descriptivos para ver qué acciones podrían servirnos mejor que nuestras respuestas reflejas actuales.

Según la científica y terapeuta psicodélica Gisele Fernandes-Osterhold, «El tema de la muerte siempre me pone en contacto con cómo estamos viviendo. Esta idea de que siendo conscientes de nuestra afinidad, de nuestras limitaciones del tiempo que estamos aquí, la cualidad del tiempo en el que estamos viviendo: es una indagación constante en cómo estamos caminando y hablando en integridad con nuestro corazón, en armonía con nuestras relaciones, y respetando y honrando al entorno, la tierra».

Es crucial comprender que detener un hábito autodestructivo supone sólo el principio del inicio de unos nuevos hábitos saludables. Esto es cierto tanto en el caso de las prácticas cotidianas como para superar la dependencia a sustancias químicas. Por ejemplo, la persona que ya no bebe alcohol también debe aprender a ser una persona más amable si antes era desagradable mientras bebía, y debe aprender a consumir alimentos nutritivos que la hagan sentirse positiva, en lugar de comida basura.

El simple hecho de detener un hábito autodestructivo no es suficiente, y esto también se aplica para lo que aprendemos de la experiencia psicodélica.

Dejar de beber o de consumir cocaína es sólo el primer paso hacia una vida nueva.

Para respaldar esta transformación, he revisado el protocolo positivo para el cambio de estilo de vida que enseñé a mis pacientes en la década de 1980. Estas prácticas esenciales promueven la salud de la mente y el cuerpo y me han permitido vivir plenamente hasta mediados de mi ochentena, que es la edad que tengo ahora.

EL PLAN DE 12 PUNTOS

1. Nutrición

Como organismos bioquímicos, dependemos de un combustible externo para nuestra supervivencia. Por lo tanto, es esencial proporcionar el mejor combustible para nuestro funcionamiento físico y nuestro bienestar mental. Hay mucha información discrepante disponible en cuanto a la selección de alimentos. Mi recomendación es no complicar las cosas y elegir alimentos naturales y sin adulterar que no hayan sido procesados, producidos, manufacturados o envasados en latas, botellas, botes, envoltorios o cualquier otro tipo de envase. Cuando compras comida envasada, estás pagando por el envase, la etiqueta, el *marketing* y el equipo de ventas. Aquellos que fabrican alimentos envasados saben qué sabores se venden mejor y elaboran el sabor por las ventas, y no por el valor nutricional.

Esto no es algo tan frecuente en el caso de los alimentos naturales. ¿Has visto alguna vez un anuncio en la televisión de espárragos crudos, brécol o col rizada? La norma general es que si el alimento se anuncia o si está envuelto en lo que sea, piénsatelo dos veces antes de comprarlo.

Para mejorar tu salud y tu estado de ánimo, céntrate en consumir alimentos naturales, proteínas magras y grasas saludables, al tiempo que eliminas o minimizas el consumo de azúcar, sal, alimentos procesados, carbohidratos, alimentos envasados y alcohol. Mantenerse bien alimentado e hidratado ayuda a estabilizar los niveles de azúcar en sangre y el estado de ánimo. Elegir consumir carne, pollo y pescado es una decisión personal y un acto político.

Los bosques están siendo diezmados para obtener terrenos en los que cultivar cereales para alimentar a animales que producirán carne, y el pescado está contaminado con el plástico que se lanza al océano y por la pesca industrial.

Si decides consumir productos de origen animal, el hecho de que sean ecológicos puede evitar la ingesta de distintas sustancias químicas y plásticos, algunos de los cuales puede que sean carcinógenos.

Y, por cierto, no hay ningún producto «antiedad». No caigas en la trampa del bombo publicitario de médicos célebres que venden productos antienvejecimiento. No puedes evitar que una flor florezca, se marchite, y finalmente muera. Esto se aplica a todo en la naturaleza. Sin embargo, lo que puedes hacer es potenciar e incluso alargar tu vida. Cuanto más puro sea el combustible, mejor funcionará el motor, ya sea el de tu vehículo o el tuyo propio.

2. Hidratación

Nuestro cuerpo está compuesto por alrededor de un 60 % de agua. Beber una cantidad suficiente de agua a diario es fundamental para tener una buena salud, incluyendo un buen estado de ánimo y un adecuado metabolismo. Gran parte de los científicos están de acuerdo con que la mayoría de la gente necesita por los menos seis vasos de agua (de unos 235 ml cada uno) al día y más si hace ejercicio o si hace calor.

La deshidratación crónica puede afectar a todo, desde la digestión y la circulación hasta la salud de la piel, la energía y el estado de ánimo.

Después de mi diagnóstico de insuficiencia cardíaca, empecé a beber la mitad de mi propio peso corporal en libras (una libra son 454 gramos) en onzas de agua (cada onza equivale a prácticamente 30 mililitros) a diario. ¿Mejoró eso mi salud? Así lo creo, pero aunque no puedo asegurarlo científicamente, creo que fue un factor que contribuyó a mi rápida recuperación y a que en la actualidad mi corazón sea normal y esté sano.

3. Descanso

Un descanso adecuado permite la recuperación física, el rejuvenecimiento mental, el equilibrio emocional, el respaldo del sistema inmunológico y la regulación hormonal. Intenta dormir por lo menos siete horas y media ininterrumpidamente por la noche. Haz todo lo que puedas por dormir en una habitación sin ruidos de ningún tipo. El escudo que el cuerpo genera para mantener fuera el ruido emplea energía que es mejor cederle al sistema inmunológico.

4. Trabajo significativo

La cuestión de si la vida tiene un sentido inherente está abierta a debate. Sin embargo, todos coincidimos en que cuando le asignamos un significado o sentido a algo, se vuelve significativo, importante. Tener un objetivo en la vida, ya derive de una trayectoria profesional, una afición o un proyecto, nos proporciona energía. Incluso levantar un muro de piedra en tu patio trasero, como hizo Winston Churchill, puede proporcionarte sentido y un objetivo.

Para generar sentido en tu vida, te recomiendo encarecidamente que trabajes por bloques de tiempo (*time blocking*) o que planifiques tu jornada la noche anterior para proporcionar estructura al día que tienes por delante. Tal y como les digo a mis pacientes, despertarse teniendo un objetivo te ayuda a evitar que sientas que tu día no tiene una finalidad o que está vacío.

5. Ejercicio

El cuerpo es nuestro transportador a lo largo de la vida, y nunca debemos descuidarlo. Podemos encargarnos del mantenimiento de nuestro cuerpo mediante el ejercicio, el descanso, la comida, el agua y el aire. El ejercicio ayuda a fortalecer los músculos y los huesos y a desarrollar resistencia y resiliencia. El ejercicio aeróbico hace que se secreten sustancias químicas que mejoran el estado de ánimo, y los estudios han mostrado que estas sustancias se encuentran entre los antidepresivos más eficaces.

Hago ejercicio en la máquina elíptica durante entre cincuenta y sesenta minutos de cinco a seis veces por semana. En ocasiones reemplazo nadar largos por sesenta minutos de este ejercicio.

El ejercicio aeróbico es clave para el acondicionamiento del corazón y para mantener un estado de ánimo positivo. Implica elevar tu ritmo cardíaco hasta entre el 60 y el 80 % de su capacidad máxima.

Para empezar a hacer ejercicio, recomiendo sólo entre diez y quince minutos de ejercicio cada dos días, y luego ir incrementando la duración entre dos y cuatro minutos cada semana. Pronto serás capaz de hacer ejercicio durante sesenta minutos consecutivos cada dos días. Una vez que llegues a este punto, puedes decidir si hacer ejercicio cada dos días o incrementarlo a más días por semana.

Aunque el ejercicio puede ser desafiante si estás deprimido o si estás experimentando el síndrome amotivacional, los beneficios para el estado de ánimo y la salud hacen que valga muchísimo la pena.

Las investigaciones llevadas a cabo en la Universidad de Duke y por la revista *Consumer Reports* (la revista de la Unión de Consumidores de Estados Unidos) han mostrado que el ejercicio aeróbico regular es más eficaz que los medicamentos con receta para mejorar el estado de ánimo y la salud mental (Babyak, 2000).

A medida que envejecemos, se vuelve esencial conservar la masa muscular, porque perdemos entre un 1 y un 2 % de masa muscular cada años después de cumplir los cincuenta. Mantener la masa muscular es también importante para respaldar la densidad ósea, lo que puede evitar lesiones graves causadas por caídas. El entreno con pesas potencia la fuerza y la energía, haciendo que resulte más fácil llevar a cabo las actividades cotidianas. Buena parte del hecho de sentirse viejo se debe a la pérdida de masa muscular. La pérdida de un 1 % por año acaba sumando un 20 % entre los cincuenta y los setenta años. La gente mayor se siente vieja porque, literalmente, ha perdido fuerza.

Empecé a incorporar el entrenamiento de fuerza a mi plan de mantenimiento en mi cincuentena como parte de mi rehabilitación tras un accidente. En la actualidad entreno con pesas entre tres y cuatro horas por semana.

6. Estiramientos

Los músculos y los tendones son los responsables de mover el sistema esquelético. Sentimos tensión en nuestros músculos, pero no en nuestros huesos, órganos o sangre.

Por lo tanto, es importante que mantengamos nuestras «gomas elásticas» (músculos) flexibles y bien engrasados para que conserven su función.

Mantener el cuerpo flexible también es crucial para evitar el dolor y el deterioro. Buena parte del proceso de envejecimiento es resultado de unos músculos tensos y secos que provocan una mala postura que da como resultado dolor.

Incluso unos ligeros estiramientos dos o tres veces por semana son beneficiosos.

7. Aclarar la mente (es decir, meditar)

Nuestra mente suele actuar como si quisiera ser el jefe o el director, pero, en realidad, somos nosotros quienes estamos al mando y dirigimos y usamos nuestra mente como la herramienta que se supone que tiene que ser.

Aprender a elegir y a dirigir nuestros pensamientos da como resultado que ya no estemos a merced de nuestra mente. No somos nuestros pensamientos, sino que más bien somos la conciencia que hay tras ellos. Al igual que nuestros pulmones son herramientas para la entrada de aire y nuestro corazón es una herramienta para bombear sangre oxigenada, la mente es una herramienta para el procesamiento cognitivo.

Sin embargo, al contrario que otras herramientas, el cerebro es tan poderoso que puede actuar como si tuviera vida propia. Cuando permitimos que nuestro cerebro asuma el mando y sea el jefe, el viaje puede ser salvaje. Nunca sabemos qué pensamientos pueden surgir en cualquier momento dado. Por ejemplo, durante los momentos íntimos con una pareja, puede que nos encontremos pensando sobre el trabajo o el béisbol. De forma similar, mientras nos centramos en un asunto intelectual o espiritual, puede que nuestros pensamientos nos interrumpan con un mensaje absorbente que exija nuestra atención o con una película de algo interesante. Estos pensamientos y películas intrusivos pueden distraernos, ser incómodos y generar ansiedad. Es responsabilidad nuestra redirigir nuestros pensamientos hacia aquello en lo que decidamos pensar.

Para controlar nuestra mente, podemos aprender a «cambiar de canal» y centrarnos en lo que queramos, tanto si se trata de un tema como, simplemente, el momento actual. Podemos escoger centraros en nuestra respiración, la música, la risa o lo que sea.

Es imperativo que pulsemos el «botón de apagado» y que nos alejemos de nuestros dispositivos electrónicos. El documental *El dilema de las redes sociales* (2020), que es de obligado visionado, profundiza en los efectos peligrosos de los teléfonos móviles y las redes sociales, y en él aparecen personas con información privilegiada que nos advierten sobre las tecnologías que ayudaron a desarrollar. A no ser que controlemos cuidadosamente nuestro uso de los dispositivos tecnológicos, estaremos pegados a ellos todo el tiempo o nos encontraremos a su merced.

8. Actividad sexual

La actividad sexual, ya sea solos o con otros, es una experiencia única que genera sensaciones placenteras y excitantes como ningún otro empeño. El orgasmo, el clímax de la actividad sexual, y sus efectos positivos sobre el estado de ánimo, pueden durar hasta cuarenta y ocho horas. Implicarse en la actividad sexual puede tener muchos beneficios, como mejorar la salud, reducir el estrés, mejorar el sueño, regular el equilibrio hormonal y fortalecer el bienestar emocional y físico. Por desgracia, miles de años de actitudes salvajemente distorsionadas con respecto al sexo, la mayoría de ellas alimentadas por las religiones del mundo, han dotado al placer procedente del sexo de connotaciones de conflicto y culpa. Sólo con mucho trabajo duro, a veces ayudado por la medicina psicodélica, podemos liberarnos de esta camisa de fuerza impuesta por la cultura que evita que nos beneficiemos del magnífico don de la sexualidad.

9. Comunidad

En su mayor parte, los humanos son animales tribales amistosos que disfrutan de la compañía mutua. Las conexiones sociales proporcionan respaldo y un significado o propósito compartido. Para cultivar estas conexiones, saca tiempo para tu familia y amigos, únete a grupos de interés local, haz trabajo como voluntario o halla formas de relacionarte con gente fuera de tus círculos sociales rutinarios. Las experiencias compartidas hacen que se secrete oxitocina, la «hormona del amor», que desempeña un papel clave en cuanto a fomentar la confianza y la empatía, potenciando así la buena salud general y la felicidad. Una vida social rica puede contribuir a la longevidad.

10. Humor

Encontrar los eventos, las situaciones e incluso a uno mismo lo suficientemente divertido como para reírse de ellos es un empeño sano que trae consigo una sensación de bienestar. Hay muchos beneficios para la salud relacionados con la risa, incluyendo un aumento de los niveles de endorfinas, una reducción del estrés, una mayor tolerancia al dolor, una salud cardiovascular mejorada y unas conexiones sociales más fáciles.

Norman Cousins, un primo lejano y editor de la revista *Saturday Review*, al que le diagnosticaron una espondilitis anquilosante, una enfermedad supuestamente irreversible, incapacitante y potencialmente fatal, se curó con el humor y escribió un libro destacable: *Anatomía de una enfermedad o La voluntad de vivir*. El libro (y el poder sanador de la risa) dio como resultado que Cousins enseñara sobre la risa como modalidad de sanación en importantes facultades de medicina. De las muchas enseñanzas importantes en su libro, tenemos la táctica, permitida en el caso de ciertas afecciones, de pedir el alta el viernes por la tarde y solicitar de nuevo el ingreso el lunes por la mañana. Mi primo Cousins se registraba en un hotel para pasar el fin de semana, ya que sabía que la mayor parte del personal del hospital se iba para pasar el fin de semana y que la comida era mucho mejor en el hotel. En el hotel veía películas divertidas durante todo el fin de semana. No debería hacer falta decir que no defiendo esta táctica para problemas en el que uno necesite de tecnología hospitalaria u observación.

11. Ser testigo

Disponer de la capacidad de dar un paso atrás y observar nuestros pensamientos, sentimientos y emociones es una herramienta crucial para mantener y expandir la conciencia de nosotros mismos.

Cuando somos testigos de nosotros mismos, obtenemos un valioso punto de vista nuevo al que no tenemos acceso cuando estamos completamente absortos en nuestras experiencias. Presenciar o ser testigo nos permite ver opciones y posibilidades en la vida que de otro modo nos perderíamos. Desarrollar la capacidad de ser testigos, de vernos y observarnos, es una habilidad que conlleva una cantidad importante de tiempo y formación, y algunos sienten que vale la pena el esfuerzo. Un método práctico y barato de aprender a ser testigo consiste en estar sentado en silencio, con los ojos cerrados, durante entre cinco y diez minutos a diario, y fijarnos en nuestro yo interior. Observa los pensamientos y los sentimientos, percibiendo de cerca los sentimientos, sintiendo de cerca las sensaciones en el cuerpo, las emociones y los pensamientos. ¿Cuál es la naturaleza de los pensamientos? ¿Son amistosos, amables, acusatorios, felices, tristes, airados? Practica el hecho de ser testigo y luego procede a escoger tus pensamientos en cuanto a cómo contribuyen a tu estado emocional y tus experiencias vitales.

12. Gratitud

Expresar gratitud nos hace sentir bien y nos recuerda que el hecho de que existamos es, de por sí, un don indescriptible. Se nos ha dado el don de la vida. Somos el producto del espermatozoide más rápido y el óvulo más receptivo. Los óvulos y los espermatozoides que no se unieron siguen existiendo en la nada. Somos los elegidos. Tal y como dice el viejo pescador en el vestuario de mi gimnasio: «Un mal día por encima de la tierra es mejor que un día bueno bajo ella». Empieza cada día identificándote con algo por lo que estar agradecido. Me esfuerzo por hacer que la gratitud sea mi actitud. En la lista de mis diez herramientas más importantes, la gratitud ocupa el segundo lugar, sólo superada por respirar.

Respirar

Respirar es otra herramienta esencial para la buena salud. Sí, todo el mundo sabe cómo respirar, pero no todos conocen el método de respiración que regula las emociones y elimina la ansiedad, y que se llama respiración abdominal o diafragmática controlada (RDC).

Cuando experimentamos la respuesta de lucha o huida, miedo o ansiedad, hay una fuerte tendencia de que tensemos nuestra musculatura. Lo mismo se aplica cuando experimentamos emociones intensas. Es como si tensando los músculos estuviéramos creando un escudo protector. Las complicaciones no deseadas de la tensión de los músculos son que hacerlo constriñe nuestra respiración, incrementa nuestra presión sanguínea y hace que aumente nuestro ritmo cardíaco, todos los cuales contribuyen al desequilibrio, el malestar y a un funcionamiento cognitivo perjudicado.

En lugar de «aguantar» y luchar contra las corrientes emocionales potentes, nos vemos mejor servidos si nos rendimos a nuestras emociones y las experimentamos plenamente mientras usamos la RDC para generar equilibrio y calma. El consejo cultural de «simplemente respira» cuando estás estresado es, de hecho, un consejo excelente.

La respiración es una función corporal inusual, ya que es tanto voluntaria como involuntaria. Otras funciones principales, como la digestión y el flujo sanguíneo, se dan sin una influencia consciente. Se gestionan involuntariamente en nuestro vasto sistema de procesamiento. La respiración se gestiona en el inconsciente, pero también podemos tomar el control y modificar conscientemente la forma en la que respiramos.

Usando nuestro sistema de respiración de control dual podemos cambiar la forma en la que respiramos: Podemos aplicar al respirar la analogía de los coches eléctricos que se autopilotan y que también podemos conducir nosotros.

Por lo tanto, ¿cuáles son las prácticas necesarias para ser un practicante habilidoso de la RDC? La respuesta es la misma que dio el hombre que estaba en Manhattan cuando le preguntaron cómo llegar a tocar en el Carnegie Hall (una famosa sala de conciertos de Nueva York): «Practica, practica y practica».

Afortunadamente, aunque llegar a tocar en el Carnegie Hall puede que requiera cierta dedicación, con entre catorce y dieciséis años de práctica diaria muchas veces por semana tenemos una tarea más fácil frente a nosotros con la RDC: podemos practicar prácticamente en cualquier lugar y también en cualquier momento. Podemos practicar la RDC de pie, sentados o tumbados, mientras caminamos, practicamos senderismo o *jogging*, o nadamos. Podemos practicar solos o con otros; pero sí, debemos practicar.

La RDC se consigue de la siguiente forma:

1. Inspirando desde el abdomen mientras contamos hasta tres, asegurándonos de que el abdomen se expanda, pero que no lo haga el tórax.

2. Espirando lenta y completamente por la boca mientas contamos superando la cuenta de la inspiración.
3. Haciendo lo que sea de manera que «dejarte ir» tenga significado para ti y entregarte al momento.

Puedes practicar en sesiones breves durante algunos segundos, durante algunos minutos seguidos, o durante más tiempo. Más importante que la duración de tu práctica en cada ocasión es el número de veces que practiques. Después de una cierta cantidad de sesiones de práctica, que difieren entre cada persona, podrás disfrutar de los beneficios de la RDC.

Es un aspecto interesante de la vida que haya ocasiones en las que las soluciones más sencillas sean también las más eficaces. Ése ha sido el caso en mi vida cuando se trata de la modalidad de tratamiento de la RDC. Es sencillísima, no tiene ningún coste y es, en definitiva, eficaz. La RDC también puede ser *tu* herramienta de por vida, que puedes aplicar según sea necesario y que no tiene ningún coste excepto el tiempo de tu vida empleado en su práctica.

Todas las actividades beneficiosas para la salud mencionadas anteriormente se basan en la formación de hábitos, lo que implica la práctica a lo largo del tiempo, lo que a su vez desarrolla un bienestar para toda la vida.

Hacer cambios pequeños y graduales a lo largo del tiempo mediante la repetición acaba dando lugar a una gran cantidad. Recuerda mi lema: un poco a lo largo de mucho tiempo es un montón. Sin embargo, el mismo principio se aplica también en sentido negativo. Nadie decide beberse un litro de alcohol el primer día que bebe: empieza con una pequeña cantidad y la va aumentando gradualmente con el tiempo. Es a esto a lo que me refiero con «el ascenso». Un poco de algo a lo largo de un período prolongado asciende hasta ser mucho de algo, ya sea positivo o negativo.

Manteniendo constantes el ejercicio y la ingesta nutricional, un refresco o una cerveza diarios añade 21,27 kilos de peso corporal a lo largo de un período de tres años. Haz los cálculos matemáticos conmigo: 150 calorías × 365 días × 3 años = 164.250 calorías, que divididas entre 7710 calorías por kilo de peso corporal = 21,27 kilos ganados en tres años. Por lo tanto, el viejo dicho «Pruébalo una vez, que no va a matarte» es, en último término, engañoso.

Empieza a desarrollar los componentes fundamentales del equilibrio y la buena salud, y al cabo de unos pocos años ya los tendrás asentados. Creé este programa de salud cuando era un cuarentón para mis pacientes del Cokenders Alcohol and Drug Program, y ahora, con ochenta y cinco años, sigo siendo un nadador y ciclista de resistencia con una salud excelente. Mido 1,95 metros y peso 91 kilos, con un ritmo cardíaco promedio de 65 latidos por minuto, tengo una presión sanguínea de 113/68, un nivel de oxígeno en sangre (saturación de oxígeno) del 98 %, una temperatura corporal de 36,6 ºC y unos niveles de colesterol LDL inferiores a 150.

EL SISTEMA FUNCIONA

Antes de que llevaran a cabo la amplia extirpación y la biopsia del ganglio centinela para determinar si mi melanoma maligno había metastatizado, mi distinguido cirujano de la UCSF, el doctor Jonathan George, me informó de que no debía esperar recibir los resultados hasta al cabo de una semana.

Sin embargo, dos días después, un sábado por la mañana, me llamó con los resultados. «Richard, estás limpio —me dijo—. No hay nada en el ganglio linfático».

¿Cómo este cáncer, que normalmente mata en seis semanas, me había perdonado la vida durante lo que ya era un año desde la primera vez que me di cuenta de él? El doctor George le concedió el mérito a mi sistema inmunológico por desarrollar una cápsula protectora y detener la expansión del cáncer.

Los esfuerzos conjuntos por llevar una buena vida (comer limpio, reducir el estrés, implicarme en un trabajo significativo y emplear las herramientas descritas para tener una buena salud) habían fortalecido mi sistema inmunológico para que superara la adversidad.

Con la amenaza del cáncer eliminada, me centré completamente en mi corazón. Los cardiólogos me aconsejaron que redujera mi ejercicio a la mitad, pero en lugar de ello decidí duplicarlo, incrementando mis ejercicios cardiovasculares hasta los seis o siete días por semana. Bebí la mitad de mi peso corporal en libras (cada libra son 454 gramos) en onzas de agua (cada onza equivale a prácticamente treinta mililitros) a diario y reduje mi ya de por sí bajo consumo de alcohol un 97 %, disfrutando sólo de alguna cerveza Rasputin de vez en cuando para celebrar ciertos acontecimientos. Mi dieta inclinada al consumo de alimentos de origen vegetal ecológicos se volvió más estricta. Me administré microdosis de LSD, intentando que fuera una vez por semana, para así facilitar la neuroplasticidad y obtener nuevos conocimientos.

Seis meses después del diagnóstico de insuficiencia cardíaca, las pruebas mostraron que mi ventrículo izquierdo bombeaba una fracción de eyección del 55 % (normal). Otros seis meses después seguía siendo del 55 %. A los dieciocho meses era del 63 % (mejor que antes de que hubiera empezado este roce con la insuficiencia cardíaca).

No afirmo que los psicodélicos me curaran. De hecho, tuve cuidado de limitar mi uso debido a los conocidos riesgos potenciales para el corazón relacionados con la MDMA, la LSD y la psilocibina.

En lugar de ello, le doy el mérito a mi continuo trabajo de integración de toda una vida de prácticas saludables con experiencias psicodélicas para generar una recuperación libre de ansiedad.

PASO 10
Morir con elegancia

Aldous Huxley, el renombrado escritor, filósofo y explorador psicodélico inglés, pasó los últimos meses de su vida en un estado de dolor y angustia implacables. En una carta al hermano de él, Julian, la esposa de Aldous, Laura, describió la situación de deterioro de su marido y su incesante sufrimiento en los días que condujeron a su muerte:

> Hay muchas cosas que quiero contarte sobre la última semana de Aldous y especialmente de su último día. Lo que sucedió es importante no sólo para nosotros, cercanos y cariñosos, sino que es prácticamente una conclusión, e incluso mejor, una continuación de su propio trabajo y, por lo tanto, tiene importancia para la gente en general.

Cuando Laura habló de la continuación del trabajo de él, estaba aludiendo a la misión de su esposo de ayudar a la humanidad en cuanto a «abrir las puertas de la percepción», en gran parte a través del uso consciente de sustancias psicotrópicas.

Diez años después de publicar *Las puertas de la percepción*, su autobiografía psicodélica, Huxley se encontraba en su lecho de muerte. Había estado batallando contra el cáncer de laringe durante casi un año, y a pesar de las rondas de tratamientos y un régimen de fuertes medicaciones, su estado había seguido empeorando. La enfermedad se había extendido demasiado.

Huxley, que era incapaz de hablar, garabateó una nota en una libreta a Laura, que estaba al lado de su cama: «Prueba con LSD 100 intramuscular».

Huxley le estaba pidiendo a Laura que le administrara una elevada dosis de su medicina psicodélica favorita para aliviar su angustia de una forma que los narcóticos no podían conseguir. Estaba aspirando a obtener «*moksha*» (un conocimiento trascendente y místico de la naturaleza de la existencia) una última vez antes de morir.

Aunque era radical, la petición de Huxley no era infundada. Había pasado décadas investigando compuestos psicodélicos y creía firmemente en su potencial para proporcionar trascendencia, incluso incluyendo el tránsito hacia la propia muerte.

En sus últimos momentos, Huxley quiso comprobar esta hipótesis por sí mismo. Su visión iba mucho más allá del pensamiento de su época, pero vio lo que nosotros sólo estamos empezando a comprender: que estas potentes moléculas pueden aliviar la angustia a los moribundos de una forma que no pueden hacerlo los medicamentos convencionales.

HACER LAS PACES EN EL NUEVO COMIENZO

Nuestro viaje hacia la aceptación de la muerte empezó con el tema de la evitación. A lo largo del camino hemos buscado redefinir el morir como una oportunidad de sacar el máximo provecho del tiempo que nos queda. Sin embargo, a medida que la hora de la muerte se va acercando, la naturaleza de esa aceptación empieza a cambiar. Una vez que alcanzamos el punto de estar incapacitados, o *non compos mentis* (no estar en nuestro sano juicio), trasladamos nuestra atención al tema de la muerte con elegancia, paz y dignidad.

Renee Baribeau dice: «Muchas veces, cuando la gente está sufriendo de verdad con respecto a su muerte, no está abierta a explorar el hecho de que podría tener una muerte con su última espiración siendo la de la libertad».

Nos aferramos con tanta fuerza a la vida que no logramos darnos cuenta de la liberación de la muerte.

John Ivey, un paciente con cáncer terminal que fue suficientemente valiente como para hablar de manera abierta de su experiencia psicodélica confidencial, ve la muerte como un «tránsito a través de Dios». Ivey me describe su visión de la muerte tras varias potentes experiencias psicodélicas, afirmando: «Estamos hablando de usar medicinas procedentes de plantas, además de otras formas de meditación para hacer pasar a la consciencia hacia un reino que reconoce que los tres tiempos, el pasado, el presente y el futuro, existen todos ahora».

Prosigue diciendo: «Estoy implicándome en un proceso de bajar la vista hacia el camino para reunirme con la apertura. Para mí, esto sucede cuando me libro de este cuerpo de carne en descomposición».

Ivey veía la muerte como una liberación y trabajo para preparar su consciencia para esta transición.

Aunque no sabía cuándo llegaría su último aliento, Ivey estaba decidido a «morir conscientemente».

«En algún momento –dice Ivey– tendré que tumbarme y decir: "No, no tomaré oxicodona. No me importa cuánto dolor llegue. No voy a morir inconscientemente"».

Apunta que está abordando su muerte como una *sadhana*, una práctica espiritual del budismo.

«Estoy aproximándome a ese momento en el que me veré liberado de este cuerpo físico. El movimiento en ese momento, cuando el cuerpo físico se detenga y la consciencia avance, es el momento en el que estoy trabajando para prepararme».

Sin embargo, no tenemos por qué prepararnos solos. Además de nuestra familia y amigos, hay profesionales de la salud que pueden ayudar en este trabajo: aquello a lo que Catherine Durkin se refería como el «trabajo muy real» de morir.

La principal tarea de esta preparación final podría consistir en superar nuestro miedo de la propia muerte en sí.

Las enfermeras de hospitales para enfermos terminales se encuentran con pacientes atenazados por este miedo. Julie McFadden, enfermera de un hospital para enfermos terminales y educadora médica popular, me dijo que alrededor de entre el 70 y el 80 % de sus pacientes expresan miedo por la muerte al entrar en los cuidados de los hospitales para enfermos terminales.

Sin embargo, aclaraba, esto no significa que estuvieran viviendo completamente atemorizados.

McFadden encontró la llamada de su vida en el trabajo como enfermera en hospitales para enfermos terminales. Después de años trabajando como enfermera en una unidad de cuidados intensivos (UCI), esforzándose por mantener a los pacientes vivos, se cansó de prolongar el sufrimiento.

«Hombre –me dijo en una entrevista, hablando de su tiempo como enfermera en la UCI–, debemos hacer esto de una forma distinta. No podía seguir haciendo eso un día tras otro. Era realmente agotador para mí, y simplemente quería formar parte de algo distinto».

Durante el tiempo en el que siguió trabajando como enfermera de la UCI, aprovechó la oportunidad de trabajar en un hospital para enfermos terminales solicitando un empleo que solicitaba, como requisito, experiencia previa en hospitales para enfermos terminales.

«No la tenía, pero simplemente pensé: "Voy a intentarlo"», recuerda.

«Conseguí el trabajo y aquí estoy, muchos años después, trabajando en un hospital para enfermos terminales».

McFadden, que es una educadora nata, empezó a compartir conocimientos del trabajo en el hospital para enfermos terminales para combatir los malentendidos relativos a la muerte y al hecho de morir.

Sus amigos la instaron a difundir el mensaje, diciéndole: «Tienes que hablarle a la gente de esto. La gente no sabe esto y tú eres buena explicándolo. Deberías iniciar un pódcast o algo».

Durante una visita familiar, McFadden vio a sus sobrinas absortas con la red social TikTok. Aunque no estaba familiarizada con esta aplicación, McFadden vio una oportunidad.

«Voy a probar eso –pensó–. Voy a hacer vídeos sobre la muerte y el hecho de morirse y ver qué pasa».

Uno de sus vídeos se hizo viral y, en el momento en que estoy escribiendo estas líneas, tiene más de 1,4 millones de seguidores en TikTok.

Mediante la educación de otras personas, McFadden satisface su llamada de aliviar el sufrimiento de la gente al final de su vida. En redes sociales como TikTok e Instagram, desarrolla una conexión y una comunidad alrededor de las experiencias sobre las que muchos rehúsan hablar.

«Me encanta conectar con la gente –me dice–. Me encanta el tiempo que paso con la gente».

Para McFadden, el trabajo en un hospital para enfermos terminales se convierte en un acto de amor, centrado en los momentos más significativos de la vida.

McFadden se encuentra con que hablar abiertamente de la muerte ayuda a aliviar la angustia.

«Hablar de ello, e incluso decir cosas como: "Tengo miedo de morir", "No quiero morir" o "Me entristece morir" conducen a la aceptación».

Debemos dar voz a los miedos relativos a la muerte y ser capaces de superarlos.

Un ejemplo sobre hacer las paces

La formación de Gisele Fernandes-Osterhold como psicoterapeuta le permitió mantener conversaciones con su abuela sobre la muerte cuando estaba acercándose al final. Tal y como me explica Fernandes-Osterhold:

Mi abuela materna tenía ochenta y seis años, y fui a visitarla a Brasil. Fue la última vez que la vi y sabía que tenía un tumor en un pulmón y que fallecería pronto… Me dijo que tenía miedo de morir. Le pregunté que de qué tenía miedo exactamente, y me dijo:

—Tengo miedo de tener dificultades para respirar.

Sabía que la cosa tenía que ver con sus pulmones.

—Tengo miedo de no ser capaz de respirar –dijo.

La escuché y hablamos sobre ello. Validé sus miedos. Le dije:

—¿Tienes miedo?

—No –me dijo.

—¿Tienes miedo de dejar a la gente atrás?

—No –me dijo.

Su miedo sólo era la transición.

Fernandes-Osterhold consoló a su abuela:

—De acuerdo. Si eso es lo que más te asusta, ¿cómo desearías morir exactamente?

Su abuela contestó:

—Me gustaría morir como un pajarillo. Simplemente me iría a dormir y moriría con tranquilidad.

Fernandes-Osterhold prometió que tendría a su abuela en «su corazón y sus plegarias» para que su deseo se convirtiese en realidad, aliviando su angustia. Le dio a su abuela la oportunidad de expresar su miedo, validándolo y consolándola. Hablando abiertamente de la muerte y planificando la muerte que deseaba, la abuela de Fernandes-Osterhold obtuvo tranquilidad en sus últimos días.

EL LUGAR PARA UNOS CUIDADOS PROPIOS DE UN HOSPITAL PARA ENFERMOS TERMINALES Y DE CUIDADOS PALIATIVOS

En la entrevista como paciente simulado con Catherine Durkin Robinson, mi «*doula* por un día», descubrí mi reticencia a plantearme los cuidados en un hospital para enfermos terminales para mi «último trecho». Cuando me preguntó sobre mis pensamientos sobre estos hospitales, le contesté:

—Son algo de lo que mantenerse alejado tanto tiempo como sea posible, porque vas a un hospital para enfermos terminales cuando tienes un pronóstico de seis meses de vida o menos.

Solía considerar a los centros de cuidados terminales como un lugar al que uno va cuando se ha perdido toda esperanza, aunque Durkin Robinson aclaró:

—Bueno, ciertamente podrías, aunque la mayoría de las organizaciones de hospitales para enfermos terminales admiten a pacientes a los que les quedan doce o menos meses [de vida].

Aunque tenía dudas sobre plantearme un hospital para enfermos terminales, sabía exactamente cómo quería morir: en casa, rodeado de mis seres queridos. Para conseguirlo, tomaría cartas en el asunto.

Le dije a Durkin Robinson:

—Decidí, en mi veintena, asumir el control de mi muerte cuando perdí a mi mejor amigo, Alan Pinsince, que padecía glomerulonefritis, y se suicidó. Llegó al punto en el que no valía la pena vivir y se provocó una sobredosis con pastillas.

La muerte de Alan había moldeado mis puntos de vista. Adquirí píldoras de sulfato de morfina en caso de que alguna vez las «necesitara», y he conservado esas pastillas desde entonces. Si alguna vez me encuentro en un estado en el que sepa que ha llegado el momento de irme, planificaré e implementaré mi partida en lugar de ser una carga para otros.

Siobhan Greene, que dirige la Hospice Giving Foundation, me aclaró la diferencia entre los centros de cuidados paliativos y los hospitales para enfermos terminales. En pocas palabras, los primeros proporcionan un apoyo coordinado a lo largo de la enfermedad, mientras que los segundos aportan consuelo al final de la vida, absteniéndose de tratamientos que puedan, potencialmente, salvar la vida en favor de facilitar el proceso de la muerte.

Greene explica: «Juntos, la familia, el paciente y los médicos y las enfermeras han comprendido que esta enfermedad resultará, muy probablemente, en la muerte de esta persona, y que más medicinas, tratamientos e intervenciones no son necesariamente adecuados durante más tiempo».

En otras palabras, un hospital para enfermos terminales proporciona unos cuidados compasivos, gestionando el dolor y satisfaciendo las necesidades psicosociales.

«Los cuidados paliativos son un enfoque de los cuidados médicos con un equipo de profesionales cuando alguien padece una enfermedad muy grave» –dice–. El término que usamos con mucha fuerza en esa discusión es "enfermedad grave". Uno no tiene por qué haber recibido un diagnóstico terminal para que le proporcionen cuidados paliativos».

Greene aconseja acudir a los cuidados paliativos cuando «te den el diagnóstico de una enfermedad muy grave. Digamos que te han diagnosticado [la enfermedad de] Parkinson. La gente puede vivir veinte o treinta años con Parkinson, pero es una enfermedad muy grave y va a pasarle factura a tu cuerpo».

Para enfermedades como el Parkinson o la ELA (esclerosis lateral amiotrófica, una enfermedad neurodegenerativa), los cuidados paliativos ayudan a gestionar decisiones difíciles y asegurarte un apoyo necesario.

«El equipo de cuidados paliativos se introduce para ayudar a que se recobre la compostura en todos los aspectos de la enfermedad de la persona y desarrollar, con esa persona y con su familia, un objetivo de cuidados», dice Greene.

Determinan las mejores opciones de tratamiento, facilitando las transiciones entre el hogar y el hospital.

Algunos usan la sedación paliativa, que implica el uso de medicación para reducir el nivel de consciencia y aliviar los síntomas graves y refractarios que no pueden controlarse adecuadamente por otros medios. Esto puede incluir la mediación contra el dolor, pero también puede implicar el uso de sedantes o de otros fármacos para gestionar síntomas como la agitación, el delirio o las dificultades respiratorias. En ciertos casos, los pacientes pueden elegir una ayuda médica al morir para experimentar un «fallecimiento compasivo».

Julie McFadden me aclara que en los estados con leyes de «Muerte con Dignidad», como California, la gente puede acabar con su propia vida si cumple ciertos requisitos. Estos criterios normalmente incluyen padecer una enfermedad terminal con un pronóstico de seis o menos meses de vida, estar en pleno uso de las facultades mentales para tomar decisiones y ser capaz de autoadministrarse la medicación prescrita para acabar con su vida. El paciente debe presentar solicitudes para la medicación, tanto verbalmente como por escrito, con un período de espera entre las peticiones.

Para aquellos que no deseen seguir unas medidas tan extraordinarias al final de la vida, la ayuda médica para morir proporciona un medio para avanzar por el proceso de la muerte a su propia manera.

El doctor Ira Byock, antiguo director de Medicina Paliativa en el Centro Médico Dartmouth-Hitchcock y autor de numerosos libros sobre cuidados paliativos, pasó tres años escribiendo su trascendental obra *The best care possible: A physician's quest to transform care through the end of life*. En él, Byock argumenta en favor de un enfoque personalizado y compasivo con respecto a los cuidados al final de la vida, confeccionado a medida para satisfacer las necesidades de cada paciente en lugar de asumir un enfoque igual para todos.

«Los mejores cuidados –dice Byock– implican hacer los mejores diagnósticos médicos y [usar las mejores] terapias, y luego aplicarlas de una forma muy personal a las prioridades y los valores personales de alguien. Eso aporta un enfoque de equipo interdisciplinario al bienestar físico, emocional, social, interpersonal y espiritual durante el curso de una enfermedad».

Para ilustrar su enfoque relativo a los cuidados personalizados, Byock compartió una historia del libro sobre Sharon, una adolescente con fibrosis quística grave a la que estaba tratando en el Centro Médico Dartmouth-Hitchcock. Sharon se mostraba reticente a interactuar con el personal del hospital durante sus frecuentes estancias, pero Byock se puso como misión conectar con ella. Byock habló con ella sobre su sueño de convertirse en veterinaria, y ayudó a organizar que conociera al presentador de televisión Jeff Corwin, del canal «Animal Planet», que era una celebridad y su amor platónico. Esto transformó la relación entre Byock y Sharon, y más adelante, ella le dijo que el día que conoció a Corwin fue el mejor día de su vida. Centrándose en la calidad de vida de Sharon y considerándola como una persona única, Byock proporcionó unos cuidados compasivos que iban más allá de los meros procedimientos médicos.

Aunque ninguno de los libros de Byock menciona los psicodélicos, abordó el tema en un artículo de 2018 publicado en la revista científica *Journal of Palliative Medicine*, titulado «Taking psychedelics seriously» («Tomándose los psicodélicos en serio»).

«Después de casi cincuenta años viendo cómo las investigaciones sobre este asunto evolucionaban –me dijo en una entrevista– pensaba que había llegado el momento de salir del armario y decir que ha llegado la hora de que nos tomemos los psicodélicos en serio».

Sin embargo, permanece cauteloso frente a las afirmaciones sensacionalistas sobre su eficacia, señalando que debemos proceder con cuidado. En nuestra conversación, Byock habló de los caminos dinámicos en la asistencia sanitaria, con eventos positivos y negativos dándose al mismo tiempo. Por un lado, dice que la ciencia de los cuidados paliativos sigue avanzando fantásticamente, con investigaciones en áreas como la gestión de síntomas y la medición de la calidad de vida de los pacientes. Por otro lado, argumenta Byock, los cuidados paliativos no son inmunes a la «avaricia generalizada» que define a la medicina estadounidense en la actualidad, citando el aumento de los modelos de hospitales para enfermos terminales y de centros de cuidados paliativos con ánimo de lucro. Aquellos que busquen integrar los psicodélicos con las clínicas con ánimo de lucro harían bien en prestar atención a esta advertencia sobre la avaricia incorporada en el sistema.

HONRA A TU HIJA: LA HISTORIA DE MARA HOWELL

Las discusiones sobre los cuidados paliativos y los hospitales para enfermos terminales pueden, con frecuencia, parecer abstractas, especialmente para aquellos que no han experimentado en persona una enfermedad grave o no se encuentran al final de su vida. Muchos de nosotros tenemos miedo de morir en un hospital, ya que puede que consideremos que estos lugares priorizan los tratamientos agresivos por encima de un final tranquilo de la vida. El sistema de asistencia sanitaria puede ser un entorno difícil cuando la vida está en juego, y puede que no siempre parezca un lugar compasivo para aquéllos que se están acercando al final de su vida.

En 2011, entrevisté a Marilyn Howell en relación con la muerte de su hija Mara debido al cáncer con sólo treinta y cinco años. Cuando el sistema médico le falló, Mara acabó encontrando alivio en la psicoterapia asistida por MDMA, aunque no existían opciones legales en esa época. Su historia revela la búsqueda de un propósito que nos impulsa a todos, y de amor que nos levanta cuando nuestros días tienen más dolor que alegría.

Reproduzco aquí toda mi conversación con Marilyn porque su relato me ha llegado al alma y también ha conmovido a miles de mis oyentes, ya que está relacionada con el poder de los psicodélicos para aliviar la angustia al final de la vida.

Doctor Richard L. Miller: Para aquellos de vosotros que acabéis de sintonizar, estamos hablando con Marilyn Howell sobre su libro *Honor thy daughter* «Honra a tu hija».

Marilyn, háblanos sobre cuando te enteraste de la enfermedad de tu hija Mara.

Marilyn Howell: Por supuesto. Mi hija había estado experimentando dolores abdominales desde hacía meses y había ido a ver a su médico en Oakland (California). Sospechaban de una endometriosis. No me dijo lo fuerte que era el dolor. No quería que me preocupara.

Emplearon una opción menos cara que una colonoscopia: una sigmoidoscopia, que no llegaba suficientemente lejos, cuando, de hecho, disponían de un TAC que mostraba que había un problema.

Ella no me contó esto.

Como era una aventurera que viajaba por todo el mundo, pensé que quizás hubiera pillado alguna enfermedad tropical: parásitos o lo que fuera.

En su camino de regreso de una expedición de buceo en Honduras, se quedó conmigo en Boston y me hizo saber, de verdad, que sentía dolor. Cuando empezó a sangrar, insistí en que fuera a urgencias. Ahí es donde, finalmente, le hicieron la colonoscopia.

Doctor Richard L. Miller: ¿Cuánto tiempo después de la primera prueba le hicieron ésta, cuando recibió la llamada?

Marilyn Howell: Siete meses después.

Doctor Richard L. Miller: Son siete meses después de la prueba original y entonces llevan a cabo una colonoscopia y descubrís que...

Marilyn Howell: Es una masa enorme y necesita una intervención quirúrgica de inmediato. Cuando la operaron, no sólo esa masa era cancerosa, sino que se había extendido más allá de colon. El médico tuvo que extirparle el bazo, parte del páncreas, doce ganglios linfáticos y, lo más amedrentador de todo fueron los ganglios linfáticos con un aspecto muy sospechoso detrás de su aorta que no pudo alanzar.

Doctor Richard L. Miller: Voy a pasar ahora de hablar con Marilyn Howell y a hacerle a Marilyn, hablando como madre, una pregunta. Mamá, estuviste ahí cuando recibió ese diagnóstico. ¿Cómo fue para ti emocionalmente, como madre?

Marilyn Howell: Entré en una especie de *shock* después de colgar el teléfono cuando el cirujano me explicó todo lo que había hecho. Mi cuerpo empezó a tener espasmos, y me desmayé, cayendo al suelo, con sacudidas y pensando que iba a morirme. Supongo que eso es lo que le pasa a la gente cuando padece el síndrome del corazón roto cuando muere, pero no morí.

Logré llamar al padre de Mara y fuimos al hospital. Él pasó a un modo de funcionamiento ejecutivo, y como yo sabía mucho sobre medicina, ésa se convirtió en mi área para ayudar. La forma en la que su padre solucionó su ira y su frustración fue mediante un pleito, que no llegó a ningún lugar porque, en último término, no se pudo probar que el resultado hubiese sido distinto si hubieran llevado a cabo la prueba correcta.

Doctor Richard L. Miller: ¿Qué sucede a continuación? Mara se encuentra en Boston contigo. La han sometido a esas operaciones. Has hablado con el médico y, ¿entonces qué?

Marilyn Howell: Las únicas opciones reales que la medicina convencional tiene son la cirugía, la quimioterapia y la radioterapia.

Lo que le recomendaron, en esa época, fue el patrón oro para el cáncer de colon: un cóctel químico y radioterapia. Pero incluso entonces, le dijeron que sólo una tercera parte de los pacientes respondían al tratamiento.

Su primera respuesta fue gritar: «Oh, Dios mío. Esto es como una sentencia de muerte. Por qué no permito, simplemente, que el cáncer haga lo que tenga que hacer».

Ésa fue su primera reacción. Al cabo de unos días, se convirtió en una mujer joven muy fuerte y determinada.

Dijo: «Me someteré a la quimioterapia. Haré lo que haga falta para vencer a esta cosa».

Ésa fue la postura que adoptó hasta tres semanas antes de morir, a pesar de lo débil y enferma que se volvió, a pesar de los muchos protocolos [que se implementaron]: cuatro como mínimo, y dos de ellos no los pudo completar porque se encontraba muy mal. Habría hecho lo que fuera para sobrevivir.

A veces, sus decisiones no eran las mismas que las que yo hubiera tomado, pero estaba decidida a respaldar sus deseos, independientemente de lo que pasara.

Al final, la quimioterapia resultó ser atroz y le acortó la vida.

La quimioterapia fue muy ineficaz, y cada tanda la debilitaba más. Así es la quimioterapia. ¿Vas a matar al cáncer antes de matar al paciente?

No pude encontrar a nadie que conociera a alguien con un cáncer avanzado como el que ella padecía que hubiera sobrevivido más de cinco años. Estaba, claramente, luchando en una batalla que iba a perder, pero siendo la persona determinada que era ella, aparte de las opciones convencionales que no estaba dispuesta a pasar por alto, se sometió a acupuntura, tomó distintas hierbas y, llegado un punto, recibió unas pequeñas píldoras marrones de un tal doctor Dhonden, que había sido el médico privado del Dalai Lama.

Una de nuestras grandes aventuras juntas consistía en ir a Abadiânia, en Brasil, la ciudad en la que se dice que João de Deus hizo sus milagros. De hecho, regresó allí, por su cuenta, a esta increíble comunidad de sanación. Habíamos oído tantos relatos de milagros. Vio algunas cosas increíbles cuando estuvo allí, pero no sabíamos que había limitaciones con respecto a lo que se podía hacer. Estaba demasiado enferma para lo que él llamaba «cirugía invisible».

Doctor Richard L. Miller: Éste es el hombre que hace lo que se llama cirugía invisible, João de Deus in Abadiânia, en Brasil.

Marilyn Howell: Sí. Se trata de lo que supongo que es una sanación debida a la fe. Nuestra actitud al meternos en ello fue la de dedicarle toda nuestra atención. Supongo que mi propia sensación era que se trataba de algo así como una asombrosa comunidad de efectos placebo con amor, sanación y respaldo, meditación y todas esas cosas buenas que están sucediendo. Todavía no sé, a fecha de hoy, si João de Deus tiene algún poder sanador concreto.

Doctor Richard L. Miller: Sé que el efecto placebo es poderoso y que puede, potencialmente, tener un efecto positivo. Preguntas que vale la pena formular son: ¿cuánto beneficio, durante cuánto tiempo y a qué coste?

¿Puedes hablarnos del centro en Chicago con el que te encontraste?

Marilyn Howell: Ésa fue una experiencia muy desafortunada. João de Deus no la curó, pero la experiencia fue inspiradora y positiva.

Doctor Richard L. Miller: Además, João de Deus no le cobró setenta y cinco mil dólares por mes.

Marilyn Howell: Parte de eso eran las tarifas del hospital. Era una combinación de un montón de cosas. Parecía muy explotador. Ella ya había pasado por cuatro protocolos de quimioterapia.

La idea original, ya que era un centro de medicina integrativa, era fortalecer su cuerpo para que pudiera soportar más tratamientos.

No fortalecieron su cuerpo. Estaba sufriendo una crisis de dolor.

Mientras estábamos allí, la sometieron a un procedimiento de bloqueo del nervio ciático, en el que le inyectaron alcohol en el nervio espinal para matarlo, esperando que eso también matara el dolor. Eso no funcionó. Fue horrible. También probaron con un procedimiento intratecal. Eso consiste en colocar un tubo que entra y llega hasta el líquido cefalorraquídeo, de forma que puedan administrar fármacos de forma más eficaz. Eso falló.

Doctor Richard L. Miller: Oh, Dios mío, ¿y cómo fue para vosotras dos, psicológicamente, mientras estabais pasando por estos brutales experimentos en su cuerpo?

Marilyn Howell: Un verdadero infierno. Diría que la única cosa que evitó que yo deseara morir fue que no podía abandonar a Mara.

Como los analgésicos funcionaban, pensaron: «Bueno, quitémosle todos estos parches de fentanilo. Veamos si la morfina funciona».

La morfina no tuvo ningún efecto sobre su dolor. Se retorcía en su calvario. Todo lo que pudieron decir es que subirían la dosis de morfina hasta que se llegara a un punto en el si tomara más la mataría. Tuvo que soportar el dolor hasta que pudieran probar con otra cosa. El tratamiento del dolor tomó las riendas de nuestras vidas.

Doctor Richard L. Miller: Puedo sentir cómo me hierve la sangre con esta historia. Quiero saber quiénes son y cómo puedo divulgar quiénes son y salvar a otras personas de caer en sus manos, pero no lo haré. En lugar de ello, regresaré para estar presente, aquí, contigo. Puedo imaginar lo que David, tu marido, debió sentir mientras esta gente llevaba a cabo estos procedimientos médicos fallidos con vuestra hija y, al mismo tiempo, os cobraba unas importantes cantidades de dinero. Parece algo realmente atroz. Al mismo tiempo, teníais que centraros en vuestra hija y en su vida. ¿Adónde fuisteis a continuación?

Marilyn Howell: Bueno, afortunadamente, tenemos unos amigos maravillosos que transformaron mi estudio para la enseñanza en una habitación de hospital. Lo organizaron todo para conseguir los cuidados de un hospital para enfermos terminales. Mara no estaba dispuesta a hacer nada de esto, excepto por el hecho de que necesitaba un tratamiento contra el dolor las veinticuatro horas del día.

Dijo: «De acuerdo, iré a casa, pero no para morir. Voy a ir a casa para recibir tratamiento contra el dolor, para tenerlo bajo control. Luego voy a participar en ensayos clínicos en Boston».

Fue muy en serio a lo largo de todo esto en su agonía y con todo su dolor.

Ni siquiera puedo pensar en toda la medicación que tomó, desde Norco (paracetamol e hidrocodona) hasta fentanilo, hasta la morfina (que de nada sirvió), regresando al fentanilo y luego a la metadona. Las dosis de metadona siguieron aumentando y aumentando. Tomó [medicamentos] ansiolíticos y [medicamentos] antidepresivos, antipsicóticos y antiinflamatorios.

Quince medicaciones al mismo tiempo. Siguieron cambiando, pero nada funcionaba. En el momento en el que sufrió palpitaciones debido a que las dosis de metadona se estaban volviendo peligrosamente altas, la enfermera que la atendía estaba desesperada.

Resulta que había un amigo que me había enviado, un tiempo antes, una nota sobre un proyecto de investigación que se estaba proponiendo en el [Hospital] McLean, en Harvard, que estaba muy cerca de donde vivíamos, para tratar la ansiedad y la depresión en pacientes con cáncer en fases avanzadas. El protocolo podría tener algún efecto sobre el dolor. Mi dificultad en cuanto a exponerle eso a Mara fue que era para pacientes en las fases finales del cáncer, es decir, enfermos terminales.

Doctor Richard L. Miller: ¿Era ése el estudio de la MDMA?

Marilyn Howell: Éste era el estudio de la MDMA y, ciertamente, ahora lo llaman cáncer avanzado. Ya no usan términos como terminal o fases finales. Han aprendido.

Doctor Richard L. Miller: La MDMA, o metilendioximetanfetamina, es un empatógeno medicinal también conocido como una droga recreativa llamada éxtasis. Es extremadamente importante diferenciar entre el uso medicinal de una sustancia química o una planta y su uso recreativo. En este caso estamos hablando del uso medicinal. Por favor, guíanos, Marilyn.

Marilyn Howell: Pensando que quizás hubiera esperanza, que quizás pudiera meter a Mara en ese estudio de Harvard, quizás algo podría tratar su dolor, por no mencionar su ansiedad y su depresión. Llamé al doctor John Halpern, que es el investigador jefe. Me dijo que la FDA había aprobado el estudio, pero que la DEA les estaba obligando a superar más obstáculos. No creía que el estudio estuviera disponible a tiempo para mi hija.

Me habló de la MAPS, la Multidisciplinary Association for Psychedelic Studies (la Asociación Multidisciplinar de Estudios Psicodélicos), y que quizás ellos supieran de algunos otros ensayos clínicos alternativos. Resultó no ser un lugar fructífero al que ir, ya que no había nada más disponible en esa época.

Estaba muy decidida en ese momento. Mi hija estaba sufriendo. Corría el riesgo de morir por los analgésicos antes que morir debido al cáncer.

Decidí que la terapia clandestina era la única opción que me quedaba. ¿Cómo podía encontrar a un terapeuta clandestino? ¿Cómo podía encontrar la MDMA?

También era consciente de que había habido tratamientos con psilocibina para pacientes muy enfermos en fases terminales. Hice correr la voz, por correo electrónico, a toda la gente a la que Mara y yo conocíamos. Sólo nos llevó una semana, a través de los rumores de la gente, y encontramos a alguien que era la persona ideal para llevar a cabo la coterapia conmigo. Suele haber un equipo de hombre y mujer cuando se lleva a cabo la terapia psicodélica.

Encontramos a una persona maravillosa que había participado en muchas sesiones con la gente, y que creía que la MDMA ayudaría a Mara.

Unos tres meses antes de su muerte, Mara tuvo su primera sesión con MDMA y su primera experiencia, en muchas y muchas semanas, sin dolor, con una sensación de interés, curiosidad y placer, incluso los inicios de ser capaz de hablar de su cáncer de una forma un poco más abierta.

Doctor Richard L. Miller: Tú eres una científica formada en Harvard que nos está diciendo que a tu hija le administraron prácticamente todos los fármacos conocidos por la medicina moderna y que ninguno de ellos alivió su dolor, provocado por su cáncer, hasta que lograsteis conseguirle MDMA, que alivió su dolor por primera vez. ¿Estoy en lo cierto?

Marilyn Howell: Sí, estás totalmente en lo cierto. Podría señalar que lo que persuadió a Mara, ya que no quería tener nada que ver con un tratamiento para el final de la vida, fue el hecho de que los psicodélicos pueden provocar experiencias místicas (experiencias transformadoras) y a veces incluso sanaciones milagrosas. Fue, en realidad, por el potencial de sacar provecho de algún tipo de estado transcendental y de sanación por lo que lo hizo. Ése era el objetivo de Mara.

Un milagro habría sido maravilloso, pero como ya me había rendido en gran medida, sólo quería que dejara de sentir dolor. Yo quería que se diera algún tipo de aceptación. No quería que su muerte fuera una lucha horrorosa.

La terapia con MDMA supuso una forma de satisfacer nuestros objetivos muy distintos pero compatibles en este caso: la necesidad de Mara de alguna sanación potencial y de alivio del dolor, y mi esperanza de que a lo largo de la terapia pudiera asumir algo de aceptación y que no luchara y sufriera tanto.

Doctor Richard L. Miller: ¿Cuántas experiencias con MDMA tuvo antes de que le administran LSD?

Marilyn Howell: Tuvo una experiencia más con MDMA que, una vez más, fue una experiencia muy positiva. No fue nada milagrosa. Ella quería algo que supusiera un punto de inflexión. Decidimos probar con la psilocibina. Es sorprendente el poco efecto que pareció tener. Cuando se añadió la marihuana, eso pareció provocar el efecto. Pudo empezar a hablar de su enfermedad y de cuáles eran sus sentimientos y pensamientos. Abrió una ventana a su mente inconsciente.

Doctor Richard L. Miller: Con la MDMA fue capaz de abrirse. ¿Qué efecto sobre el dolor tuvo la combinación de la marihuana y la psilocibina?

Marilyn Howell: El nivel de dolor fue mejor, pero la forma en la que lo describió con la marihuana fue que el dolor seguía ahí, pero que no formaba parte de ella. Se sentía a una cierta distancia de él. No era todo lo que era ella. Podía ser persona y tener este dolor. Ese fue, realmente, el inicio de usar la marihuana más regularmente.

Ella bromeaba diciendo que yo era su «mamá "fumeta"». Yo tomaba sorbos de agua fresca, inhalaba el humo y luego lo soplaba en su boca, como si fuera un vapor.

Doctor Richard L. Miller: ¿Logró la marihuana sola aliviar su dolor?

Marilyn Howell: Ayudó. Los efectos secundarios fueron considerablemente inferiores que el de las otras medicaciones analgésicas que tomaba.

Doctor Richard L. Miller: Marilyn, nos estamos quedando sin tiempo. Por favor, llévanos a la experiencia con la LSD.

Marilyn Howell: La LSD. Es de destacar que tomó trescientos microgramos, que es una dosis enorme, pero no hizo gran cosa, por lo que añadimos MDMA y marihuana.

Una vez más, experimentó otro período de tiempo en el que hubo alivio, en el que pareció que recuperaba un poco de vida, pero estaba muy enferma llegada a ese punto. No hubo ninguna experiencia trascendental en ese momento, que fue sólo algunas semanas antes de su muerte.

Ella sabía que quería regresar a la MDMA una vez más, para no padecer dolor y para amar la vida. Quería que quedaran algunas experiencias positivas para ella. Ciertamente, sus dos últimas experiencias, que fueron con MDMA, fueron dos días antes de que muriera.

Doctor Richard L. Miller: ¿Y fueron experiencias positivas?

Marilyn Howell: Fueron unas experiencias maravillosas.

Doctor Richard L. Miller: ¿Salió de sí misma y experimentó una transición bajo la influencia de la MDMA?

Marilyn Howell: Ciertamente. El último día de su vida se despertó lo suficiente como para decir que sí, que quería MDMA. Lo que hizo, desde la perspectiva de su padre y la mía al fijarnos en ella, fue que hizo desaparecer las convulsiones y los tics, y la respiración dificultosa.

Ella simplemente estaba durmiendo tranquilamente. Al final, después de que ella hubiera estado, en apariencia, durmiendo durante horas, tomé *Este momento sin tiempo: Una visión personal de*

Aldous Huxley, de Laura Huxley. Fue como un impulso. Necesitaba hacer algo, encontrar alguna fuente de sabiduría, y empecé a leerle sobre el tránsito. Cuando una persona se encuentra en ese estado, con frecuencia no sabemos si puede oírnos, si está consciente, pero a veces está muy al tanto. Laura Huxley habló de la importancia del tacto y la voz humana para ayudar a alguien a pasar este tiempo de soledad hacia el otro lado.

Doctor Richard L. Miller: Le leíste el relato de Laura Huxley sobre cómo su marido, Aldous Huxley, experimentaba su transición hacia la muerte bajo la influencia de la LSD.

Marilyn Howell: Sí, pero no llegamos tan lejos. Sólo llegué a la parte de la voz, el tacto y la aceptación. Mientras leía esa parte, Mara, que había estado dormida (y que pensé que quizás nunca se despertaría), sacó su mano de debajo de la sábana, extendió el brazo, puso su mano en la palma de su padre, giró su cabeza para mirarlo, tenía una expresión de paz y alegría, y exhaló su último suspiro.

Fue el último regalo que nos hizo: hacernos saber que era consciente de que estábamos ahí. Estábamos aceptándola. Estábamos ayudándola en su tránsito y en que su fallecimiento estuviera lleno de paz y amor.

Doctor Richard L. Miller: Marilyn, te agradezco desde el fondo de mi corazón que hayas compartido tu conmovedora historia.

Marilyn Howell: Gracias a ti, Richard.

El emotivo relato de Howell destaca un aspecto importante: aquellos que se enfrentan a diagnósticos terminales son extremadamente vulnerables. En momentos de desesperación es comprensible aferrarse a cualquier brizna de esperanza. Sin embargo, debemos permanecer vigilantes contra los charlatanes manipuladores que podrían explotar esa vulnerabilidad.

João de Deus, que ahora tiene ochenta y nueve años, y a quien Howell visitó, era uno de esos depredadores. Vivirá el resto de su vida en prisión, después de enfrentarse a más de seiscientas acusaciones de abusos sexuales.

La desesperación puede nublar el juicio, pero no debemos permitir que nos deje ciegos con respecto al mal. Hay caminos éticos de sanación espiritual y esperanza. Los enfermos merecen algo mucho mejor que vivir sus últimos días oscurecidos por la mentira y los abusos cuando están en su momento más indefenso.

Que esto sirva a modo de recordatorio serio: debemos cuidar de los vulnerables y ser unos asistentes atentos. Nuestra humanidad compartida nos apela a exponer a las personas sin piedad que explotan y no ofrecen aliento a aquellos que están avanzando por el camino más difícil de su vida.

Los últimos días de Aldous Huxley fueron un reflejo del sufrimiento de Mara, ya que el dolor y las medicaciones fueron robando a Huxley gradualmente su anterior vitalidad y su claridad mental.

Al igual que Mara, Huxley fue un luchador hasta el final. Sabía que la muerte estaba cerca, pero se aferró a la esperanza de la recuperación.

Laura Huxley apuntó: «Pensaba que estaría muy enfermo durante otras tres o cuatro semanas y que luego podría regresar y reanudar su vida normal. Este hecho de reiniciar su vida normal se produjo con bastante frecuencia».

Además, al igual que Mara, Huxley buscó la trascendencia mediante sustancias psicodélicas cuando todo lo demás falló.

Los últimos momentos de Huxley se vieron marcados por un alivio de la angustia mediante el amoroso respaldo de Laura. Después de administrarle los primeros cien microgramos de LSD a su marido, Laura percibió una sensación de alivio al ver el propio alivio de él.

Ella sabía «lo que se tenía que hacer». Le administró a Aldous otra dosis, sentándose a tu lado. «Cariño —preguntó—, ¿te gustaría que yo también la tomara?».

Aunque Laura no estaba segura, permaneció presente para Aldous.

Laura notó cambios en el rostro de Aldous a medida que la LSD hizo efecto, aunque al preguntarle si lo sentía, Aldous dijo que no.

«Pese a ello, pienso que algo ya ha tenido lugar», escribió Laura.

Aldous había «aceptado el hecho de la muerte. Había tomado su medicina *moksha*, en la que creía».

Representó su visión de su última novela, *La isla*, en la que habitantes de Pala aprendieron a aceptar la muerte tranquilamente bajo la influencia de la medicina *moksha*.

A medida que la respiración de Huxley se ralentizó, Laura pronunció palabras de consuelo: «Vete, vete, déjate ir, cariño; hacia delante y hacia arriba. Vas hacia delante y hacia arriba, y vas hacia la luz».

Repitió este mensaje durante horas, tomando pausas cuando se veía superada.

Ella vio «el principio de la lucha en su labio inferior», pero sus palabras parecieron tranquilizarlo.

«No había la más mínima indicación de reducción de la lucha», escribió.

La respiración de Huxley empezó a ralentizarse hasta que, poco a poco, cesó.

Laura relata esta partida como un proceso gradual, y no como una marcha repentina del espíritu con el último aliento. No hubo convulsiones ni drama. El testimonio de varios testigos confirma la serena belleza de su fallecimiento y, pese a ello, Laura se preguntaba si había imputado esta serenidad a su experiencia debido a que quería creer eso y a su deseo de satisfacer la profecía literaria de él.

«Si se supiera la forma en la que murió Aldous, esto podría despertar a la gente a la conciencia de que no sólo éste, sino muchos otros hechos descritos en *La isla* son posibles aquí y ahora», escribió Laura.

La muerte de Huxley revela que no tenemos por qué sufrir el final de la vida solos y asustados. Aceptando la muerte mientras buscaba trascendencia, Huxley falleció con su dignidad intacta. Al liberarnos de nuestro ego todos podemos abrirnos a esta conciencia atemporal.

Las historias de Mara Howell y Aldous Huxley revelan la posibilidad de tener dignidad y tranquilidad al final de la vida. Desprendiéndonos del miedo y abrazando la compasión, podemos facilitar el tránsito de la muerte para nosotros y los demás. Nuestra vida encuentra, así pues, sentido en despertarnos los unos a los otros al amor.

Reconectar en una época de separación

Dos días después del accidente de moto que puso mi vida en peligro, hace unos treinta y cinco años, me desperté en la UCI del Providence Santa Rosa Memorial Hospital con mis piernas aplastadas todavía intactas y una temperatura corporal de 40,6 ºC. El personal de cuidados intensivos logró reducir mi temperatura a 39,4 ºC, pero pronto volvió a subir. Mis médicos examinaron mi cuerpo en busca de la fuente de una infección o un coágulo, pero no lo lograron.

Mientras tanto, mis piernas estaban elevadas, enyesadas y envueltas en vendajes.

Después de lo que parecieron meses, un médico joven entró en mi habitación, se sentó a mi lado y me dijo alegremente:

—¡Tengo grandes noticias para usted!

—¿En qué consisten? –le pregunté.

—Hemos examinado su cuerpo exhaustivamente y no hemos encontrado signos de coágulos o infección –me contestó–. Creemos que su fiebre alta fue tan sólo una reacción a la larga operación de quince horas. ¡Se irá usted de aquí caminando en unos pocos días!

Parpadeé en señal de incredulidad:

—¿Ha visto usted la mitad inferior de esta cama? –le pregunté–. Ahí están mis piernas enyesadas.

El médico les echó un vistazo y su rostro se sonrojó.

—Bueno, hoy en día todos nos especializamos en ciertas áreas –balbuceó–. La rehabilitación queda fuera de mi campo de especialización.

Ese médico carecía del sentido para ver que yo era un ser humano completo. Una vez que encontró una explicación a mi fiebre, había hecho su trabajo. No logró nada más que verme como un conjunto de síntomas escritos en una gráfica.

Décadas después, mientras me enfrentaba a dos diagnósticos potencialmente fatales al mismo tiempo (un melanoma maligno nodular y una insuficiencia cardíaca), recibí los mejores cuidados médicos disponibles de expertos médicos de alto nivel de la Facultad de Medicina de la Universidad de California en San Francisco. Sin embargo, ninguna persona de mi muy distinguido equipo médico me preguntó nunca si estaba saliendo adelante desde el punto de vista emocional ni ofreció apoyo a mi esposa durante esos difíciles momentos.

A pesar de los avances milagrosos en la gestión del dolor y la prolongación de la vida, no hemos logrado establecer unos planes de tratamiento completos para las emociones humanas al final de la vida. Desarrollamos sistemas médicos brillantes que también suelen ver a los pacientes como cuerpos sin sentimientos. Incluso con los mejores cuidados, muchos de nosotros nos enfrentamos a la muerte solos en un hospital.

En este último capítulo, busco explorar unos cuidados alternativos centrados en la conexión humana y facilitados por psicodélicos. Este enfoque holístico con respecto a la medicina considera que cada persona es un ser humano completo. Nos ayuda a encontrar significado y trascender al aislamiento, incluso (o quizás especialmente) cuando nos encontramos en el proceso de morir. Cuando la vida pende de un hilo, los cuidados compasivos son lo que más importa.

EL PODER DE LA COMPAÑÍA

La vida moderna nos aísla. Estábamos acostumbrados a vivir en tribus muy unidas, y ahora vivimos de manera anónima entre desconocidos: estamos, con demasiada frecuencia, asustados de ese pequeño porcentaje de almas peligrosas que viven entre nosotros. Los periódicos nos aterrorizan para que evitemos los espacios públicos, pese a que las probabilidades de sufrir daños siguen siendo pequeñas; y nos volvemos alienados por el desasosiego con nuestro prójimo. Este desasosiego construye muros allá donde antaño se desarrollaban vínculos.

Vivimos amontonados en rascacielos urbanos, pero no hablamos cuando nos encontramos en espacios compartidos. Los ascensores suben y bajan, con gente en su interior que está ahí, de pie, en silencio. Los ocupantes han olvidado el arte de la conversación informal. Nos sentamos en los teatros, los cines, los autobuses, los trenes y los aviones sin decir hola a la persona que tenemos a nuestro lado.

Lo que antaño era impensable en las tribus muy unidas ahora define la existencia moderna.

Durante la pandemia de la COVID, nuestro aislamiento y alienación se vieron muy intensificados al ordenarse a la gente que se refugiara en sus hogares. Esta pandemia mundial exigió el distanciamiento social, y pese a que nuestro aislamiento puede que protegiera nuestro cuerpo temporalmente, el animal amistoso, social y tribal que hay en nosotros se desesperó. Forzados a quedarnos en nuestras pequeñas habitaciones, ya fueran pisos de una sola habitación o alas de una mansión, perdimos los espacios compartidos para la vida y momentos de cercanía con nuestros familiares y conocidos.

En las épocas normales podíamos elegir espacios de calidez emocional y bienvenida, pero bajo el confinamiento sólo dispusimos de un pequeño consuelo: conectar los unos con los otros a través de pantallas pixeladas. Estábamos juntos pero separados.

Cuando la pandemia golpeó, aquellos que ya estaban viviendo solos y sin una interacción humana regular fueron los más duramente afectados.

Ahora que la pandemia es prácticamente cosa del pasado, debemos abordar las cosas que nos separan, generar relaciones y protegernos de la desesperanza de la alienación y del miedo frente al peligro. Necesitamos estructuras que promuevan la comunidad, faciliten las conexiones frente a frente y eleven la moral. Las cosas que importan, que tienen verdadero valor, son las conexiones que tenemos con los demás, la gente a la que conocemos y que nos importa, en lugar de las posesiones materiales o los logros financieros.

Uno de los personajes recurrentes en este libro ha sido Charles Bush, mi querido amigo y vecino, que dedicó años de su vida a ayudar a los ancianos mientras él mismo se estaba convirtiendo en un anciano. Bush, uno de los filósofos más sabios a los que he conocido, era también el fundador de destacadas escuelas en Taos (Nuevo México) y Mendocino (California). Después de toda una vida enseñando a los jóvenes, Bush dedicó sus últimos años a comprender las experiencias de aquellos que se iban aproximando a la muerte como director de Redwood Coast Seniors, un centro para personas mayores en Fort Bragg (California).

Buscando un objetivo tras la recesión de 2008, Bush encontró su camino hacia el centro de mayores por casualidad. Entonces pasó doce años con aquellos que se estaban aproximando a la muerte, organizando comidas comunitarias, transporte y eventos sociales para cientos de ancianos cada día.

«Fue un regalo increíble –me dijo–. Después de trabajar con gente joven durante tanto tiempo, pude trabajar con los ancianos y vi cómo muchos fallecían a lo largo de esos doce años que trabajé ahí. Alrededor de una cuarta parte de los miembros murieron durante ese período».

Trabajar en el centro de mayores le proporcionó a Bush un increíble sentimiento de satisfacción. Le recuerdo llevando platos de un lado a otro en el salón comedor y saludando a cada residente por su nombre. Su don para cultivar una comunidad surgía de toda una vida ocupándose de las relaciones humanas y de su voluntad de estar completamente presente para los demás. Bush ayudó a transformar el centro en un lugar de conexión y significado durante una época de la vida con frecuencia marcada más por el aislamiento y la confusión que por el compañerismo.

«Mis padres fallecieron cuando yo era joven –me explicaba Bush–. Así pues, para cuando tenía sesenta y cinco años, no había pasado tiempo nunca con ancianos ni conocía bien a ningún anciano».

Al principio, Bush notó una distancia entre él y los residentes. Le llevó varios días de trabajo en el salón comedor darse cuenta de que «Yo era uno de ellos (un anciano también), que estaba alcanzando el final de la vida».

Bush no sabe cuánto tiempo le queda. Sin embargo, me cuenta que tiene la corazonada de que su último tramo ha comenzado.

«Suceden cosas sorprendentes a medida que envejecemos –dice–. Primero, algunos de nosotros perdemos algunas de nuestras capacidades mentales y físicas más rápidamente que otros. Esta pérdida de capacidades sirve a modo de advertencia temprana de que nuestro cuerpo y nuestra mente acabarán por agotarse».

Al igual que yo, Bush hace años que cumplió los ochenta, aunque, de la misma forma que yo, muestra pocos signos de estar bajando el ritmo.

Aunque puede que algunos encuentren consuelo en las creencias religiosas sobre una vida después de la muerte, Bush descubrió que la mayoría de la gente mayor del centro se enfrentaba a la muerte con incertidumbre acerca del siguiente paso.

Apunta que, generalmente, la gente, alojada en unas instituciones médicas fenomenales, muere en hospitales conectada a máquinas, apartada de su comunidad.

El proceso de morir, que puede compartirse de forma colaborativa, suele convertirse en un secreto que se esconde. Tendemos a evitar a los que están muriendo y encontramos que su experiencia nos es ajena, triste y deprimente.

Evitando a los que están muriendo, o ausentándonos del momento de su fallecimiento, o del período que conduce a él, nos perdemos aprender lo que están experimentando.

Bush me preguntó: «¿A cuánta gente has sostenido, abrazado o leído mientras estaba muriendo poco a poco?».

Para la gran mayoría de nosotros, incluyéndome a mí mismo, la repuesta es que a pocos, por no decir que a ninguno.

Debido a la tecnología médica, la muerte se da ahora fuera del contexto natural de los hogares.

«No es de sorprender que morir sea una experiencia tan misteriosa y un tanto aterradora y confusa».

¿Quién de nosotros elegiría morir en la habitación de un hospital?

Al preguntarle cómo es morir solo, Bush comentó: «Bueno, por definición, no lo sabemos. Puede ser horroroso o puede ser maravilloso. No lo sé».

Bush imagina una mejor forma de fallecer. Sugirió que cuando sepamos que el final está cerca, será el momento de que toda la familia se reúna. Deberíamos tomarnos unas vacaciones y reunirnos en casa para cocinar, compartir recuerdos y agradecer el tiempo que nos quede.

En este modelo, morir se convertiría en una experiencia compartida, y no en un secreto. Esto, dice, podría cambiar quiénes somos y también cambiar nuestra cultura.

Sugiere que las familias deberían designar a por lo menos a un miembro que se tome vacaciones para el tránsito de un ser querido: como una baja por maternidad o paternidad, pero para cuidar del familiar que está a punto de fallecer, en lugar de a un recién nacido. Bush apunta: «¿No sería maravilloso que, cuando alguien llegase a ese momento de transición, liberásemos a tantos miembros de la familia y de la comunidad como fuera posible para que pasaran tanto tiempo como fuese posible con él?».

Cuando el final está cerca, es el momento de que toda la familia se reúna. Un anciano sabio nos está aconsejando que nos tomemos unas vacaciones para cocinar, compartir recuerdos y agradecer (e incluso celebrar) el tiempo que nos quede. Una baja por transición puede seguir los pasos de una baja por maternidad o paternidad.

Cuando morir se convierta en un tema corriente de conversación, se tratará como algo tan natural como nacer. Nos reunimos para los nacimientos y una nueva vida, así que también podemos elegir reunirnos para el final de la vida antes del funeral.

Si queremos cambiar la forma en la que procesamos morir de la forma que Bush sugiere, primero la cultura deberá cambiar un poco.

Aquí es donde entran las medicinas psicodélicas. Una de las formas más profundas en las que los psicodélicos pueden aliviar la angustia al final de la vida es fomentando conexiones con la gente y la naturaleza, además de potenciando el significado.

Esto no sólo es cierto en el caso del paciente enfermo terminal que decide someterse a la psicoterapia asistida por psicodélicos, sino también para cualquiera que entre en contacto con una persona durante su «último tramo».

LA LLAMADA PARA UNOS MEJORES COMPAÑEROS

Ofrecer psicodélicos como tratamiento para la angustia al final de la vida trae consigo la necesidad de formar y educar a los cuidadores para que lleven el marco mental psicodélico a su consciencia y la conciencia de aquellos a los que cuidan.

Los cuidadores pasan los momentos más tiernos con aquellos que se están acercando al final de su vida. Su nivel de presencia y compasión puede ocupar un lugar importante para los pacientes y sus familias. Las medicinas psicodélicas ofrecen a los cuidadores una oportunidad para cultivar cualidades que sirvan a las familias al tiempo que ofrecen consuelo emocional y físico a los que están muriendo.

Andrew Penn, enfermero practicante y cofundador de la Organization of Psychedelic and Entheogenic Nurses (Organización de Enfermeros Psicodélicos y Enteogénicos), apunta que los enfermeros son candidatos natos para administrar terapia para el final de la vida con psicodélicos. Si un 10% de los enfermeros fueran versados en estos cuidados, tal y como Andrew Penn sugiere, dispondríamos de una fuerza laboral enorme para servir a aquellos que están muriendo con empatía y elegancia.

«Hay 8,3 millones de enfermeros en Estados Unidos: es la profesión sanitaria con más miembros –me dice Penn–. La pandemia subrayó que muchos enfermeros están quemados y que están pensando en dejar esta profesión. Pienso que muchos de ellos se quedarían si pudieran cambiar lo que están haciendo. La mayoría de los enfermeros se embarcaron en esta profesión porque querían ayudar y curar a la gente, y siguen queriéndolo».

Andrew informa de que la creciente tendencia hacia unos historiales médicos electrónicos y la burocracia han desanimado a muchos enfermeros y han dado lugar a que se quemen debido al uso prolongado de pantallas de ordenadores. Muchos enfermeros se desesperan con las tareas administrativas separadas de los cuidados a los pacientes. Los cuidados asistidos por psicodélicos permiten que el corazón de la enfermería brille a través de todo esto.

Incluso un 2% de los 3,8 millones de enfermeros proporcionaría un enorme conjunto de enfermeros que ya poseen muchas de las habilidades fundamentales necesarias para ser terapeutas asistidos por psicodélicos, incluyendo estar presentes con empatía, estando ahí y controlando el espacio para apoyar a la gente con ecuanimidad, y la capacidad de pensar y actuar con entusiasmo. Además, los enfermeros reciben formación para proporcionar cuidados en casos de un problema fisiológico o psicológico.

Todos nosotros anhelamos la conexión humana y, pese a ello, los sistemas especializados y la tecnología que hemos desarrollado alrededor de los cuidados al final de la vida aparecen como obstáculos para esta conexión. Los enfermeros están ahí, preparados para remediar el aislamiento y la deshumanización tan frecuente en los sistemas actuales de cuidados.

Nuestros sistemas deben servir a las necesidades humanas de contacto y compasión, y no competir con ellas. Allí, los enfermeros con formación en psicodelia pueden marcar el camino.

Penn prosigue: «La enfermería tiene un papel muy importante en el trabajo psicodélico debido a varias razones distintas, algunas de las cuales son obvias y prácticas. La experiencia psicodélica genera un largo día de trabajo para el guía. Sin embargo, estar con un paciente durante seis u ocho horas no es realmente algo inusual para un enfermero. En el trabajo de enfermería, un turno en la UCI dura de ocho a doce horas, y estás con un paciente que puede que se encuentre en un estado alterado de consciencia debido a una enfermedad. Estar con un paciente durante un período de tiempo prolongado y apoyándole mientras se cura es un concepto muy familiar para los enfermeros».

PERMITIR QUE LOS SERES QUERIDOS AYUDEN ES UN REGALO, NO UNA CARGA

Julie McFadden, la «Enfermera de TikTok», que pasó de trabajar en la UCI a hacerlo en los cuidados en un hospital para enfermos terminales, apunta que con frecuencia son los familiares de la persona que está muriendo los que más necesitan de terapia para su ansiedad.

«A veces, la familia puede ser muy difícil —me explica—. La gente muere como ha vivido, y las familias interactúan como siempre han interactuado».

Cualquier enfermedad grave, incluyendo las enfermedades al final de la vida, requieren que los familiares y los cuidadores sean conscientes de sus miedos y aprensiones, ya que pueden tener un impacto negativo sobre el paciente. La persona que está muriendo mira a aquellos que tiene a su alrededor, y el miedo en los ojos de los cuidadores puede ser devastador. Al proyectar nuestros propios miedos, la persona que está muriendo sufre. La terapia asistida por psicodélicos puede ayudar a las personas a aceptar la muerte como parte natural del ciclo de la vida: un aspecto que todos experimentaremos en la vida y que incluso podemos celebrar al final.

En los años antes de que empezara a escribir este libro, tenía poco, por no decir que ningún, interés por pensar o hablar sobre la muerte. Para mí, la muerte era un tema de conversación ajeno, al igual que el momento previo al nacimiento (ambos forman parte del ciclo de la vida y ambos son incognoscibles): caso cerrado. Estos aspectos desconocidos no me parecía que valieran mi tiempo. Me preguntaba por qué debería emplear el precioso tiempo de mi vida hablando del momento de la muerte. Para mí, la muerte es, simplemente, una parte de la vida que es inevitable y ya no es algo a lo que dar mucho bombo y platillo en comparación con el resto de los aspectos naturales de la vida.

Uno de mis amigos más queridos, David Leonard Geisinger (doctorado), sentía fascinación por la muerte. Disfrutaba hablando y leyendo acerca de ella. Su conversación sobre la muerte me parecía sombría. Hasta que no cambiemos nuestras actitudes culturales, la muerte seguirá siendo un tema sombrío. David, que ya tiene más de ochenta años, estaba de vacaciones con su mujer, Lonnie Barbach, cuando sufrió un importante accidente cerebrovascular que dio lugar, rápidamente, a su muerte. Después de todos los años de interés por la muerte, logró una gran forma de partir. Sin sufrimiento y sin dolor. Conservo una dinámica imagen de él, cercana y descaradamente vivo como si siguiera en Mill Valley haciéndole la comida a Lonnie.

Otro querido amigo, el doctor James Guinan, de Maumee (Ohio), falleció hace dieciocho años, cuando tenía sesenta y cinco. Entró en la ducha, perdió la consciencia y nunca la recuperó. Murió en paz, pero demasiado joven. Al saberlo, volé de inmediato a Ohio justo a tiempo para ver cómo le sacaban de la habitación del hospital en una bolsa para cadáveres. Conservo una relación con James a través de las botas de vaquero que me regaló. De vez en cuando hablo con todos mis amigos que han fallecido. Les conozco lo suficiente como para adivinar sus respuestas a mis palabras. Aunque, por supuesto, sé que estos diálogos son de mentira, los encuentro agradables y reconfortantes.

Cuando mi padre estaba a mediados de su ochentena, una mañana, mientras estaba visitándole, lo encontré sentado en su cama llorando. Esto era algo inusual para un coronel y cirujano militar. En respuesta a mi pregunta, dijo, apesadumbrado: «He sobrevivido a todos mis amigos». Después de que mi mujer y yo lleváramos diez años juntos, hicimos una lista con aquéllos a los que los dos conocíamos que habían fallecido. Abandonamos la lista el año pasado cuando el número de aquéllos que había fallecido superó las treinta personas. Ahora, con ochenta y cinco años, hay muchos de mis propios amigos que han hecho la transición. Además, muchos de mis socios comerciales de mayor confianza se han jubilado o fallecido. Me enfrento a la pérdida manteniendo a algunos vivos en mi consciencia y deleitándome en la oportunidad de conocer a gente nueva en persona. Hace poco he tenido la sorprendentemente buena suerte de entablar amistad con muchas personas que podrían ser mis nietos. Afortunadamente para mí, no son edadistas.

Puede que recuerdes que desde que empecé a escribir este libro, he desarrollado interés por planificar mi propia «muerte agradecida», una fiesta de ida a la que asistiré estando vivo. Al cabo de setenta y dos horas tras la fiesta, llevaré a cabo mi transición hacia la nada, o hacia algo hasta ahora indescriptible. La llamaré mi «fiesta de ida», pero no será necesario que me regalen un reloj de oro ni planes a largo plazo para los que quizás no viva lo suficiente.

La idea de poder escoger cuándo y cómo hacer la transición me resulta bastante atractiva. Simplemente imagina todos los lugares interesantes y la vestimenta que se elegirían para la ocasión. Ahora imagino un futuro en el que hacer la transición se convierta en un evento divertido.

Siobhan Greene, directora del hospital para enfermos terminales Hospice Giving Foundation, reconoce el mérito de mi valentía por estar dispuesto a poner fin a mi vida con una dosis letal de algo. Sin embargo, señala que muchos no pueden hacer esto por razones espirituales o prácticas. Además, me sugiere que redefina mi visión de que necesitar cuidados al final de mi vida suponga, necesariamente, una carga para mis seres queridos. Argumenta que, para muchos, proporcionar cuidados a alguien que está muriendo puede suponer una experiencia profunda y significativa.

«Me encantaría que la gente pensara en ello más como algo necesario que como una carga —me dice—. Más bien un acto de amor de permitir que alguien que ha sido muy próximo y cercano (alguien a quien quieres) cuide de ti durante tus últimos días».

Aunque cuidar de neonatos dependientes suele reconocerse universalmente como un acto de amor, consideramos, de manera errónea, que la dependencia en la vejez es una carga. Considerar que los cuidados para aquellos que están muriendo son una carga evita que los moribundos acepten ayuda de sus familiares.

En cuanto a aquéllos que acaban en el hospital o un centro para enfermos terminales bajo cuidados profesionales, podemos consolarnos con los comentarios de Andrew Penn de que la profesión de la enfermería abraza el componente humano de su trabajo como una pausa revitalizante de la monotonía del papeleo y la burocracia.

La muerte puede esperar

Llegaré yo a la muerte, ella no vendrá a mí. Moriré cuando yo quiera morir. Si sueno arrogante, es porque la muerte es arrogante. ¿Cómo osa la muerte quitarme la vida? Concentrémonos en nuestra vida y en cómo encontrar sentido a nuestra existencia. ¡La muerte puede esperar!

Si alguno de vosotros siente que debe morir exactamente aquí y ahora, eso es cosa vuestra. Confío en que el resto de vosotros me seguirá al decir que la muerte puede esperar... por lo menos hasta que lleguemos a casa esta noche.

No permitiré que la muerte cause molestias a mi familia y amigos y, así pues, elegiré el momento y el lugar de mi muerte. Estoy, ciertamente, escogiendo permanecer vivo en este preciso instante. La muerte puede esperar. Desearía que todos creyéramos que vamos a vivir tanto como decidamos.

Fijémonos en lo que ganamos y perdemos creyendo que viviremos tanto como decidamos. Viviendo con la convicción de que viviremos tanto como decidamos, vivimos libres del miedo de la muerte acechando. Creyendo que la muerte nos escoge, vivimos con la espada de Damocles cerniéndose siempre sobre nuestro cuello. ¿Cuándo llegará el momento? ¿Cuánto tiempo me queda?

Elegir el momento y el lugar de la muerte se convertirá en la nueva normalidad. Habrá grandes y coloridas celebraciones llamadas fiestas de despedida a las que asistirá la persona que está punto de morir, en lugar de los macabros funerales en los que la gente viste de negro y el homenajeado participa mientras está muerto en un ataúd. ¿Qué preferirías hacer tú?

¡Únete a mí en hacer que la muerte sea una elección y en partir con una celebración de la vida!

⁂

HAY MÁS COSAS QUE EL MATERIALISMO

Vivimos en un mundo que ansía conexión pero que, pese a ello, está gobernado por el materialismo y que cada año pierde terreno en cuanto a longevidad y salud. Anthony Bossis advierte:

«En este campo, espero que no perdamos de vista la importancia de la consciencia.

¿Qué es la consciencia? ¿Dónde está la consciencia?

¿Por qué estamos aquí?

Nosotros, los humanos, parece que poseemos la capacidad de estar conectados con algunos conocimientos increíbles.

¿Por qué podría ser eso? ¿Con qué fin?

¿Por qué está el diseño humano de la consciencia tan estructurado que tenemos la conexión con experiencias que proporcionan a la gente conocimientos sobre la propia muerte y acerca de por qué estamos aquí?».

Bossis nos apremia a encontrar «formas de albergar estas experiencias numinosas» respetando su historia y su papel en responder a preguntas de la consciencia y de «por qué estamos aquí». Una premisa de que una ganancia material aporte felicidad «resultó no ser cierta».

A pesar de avanzar médicamente, Estados Unidos ha visto de manera reciente un descenso en la esperanza de vida.

«Hay algo más que el materialismo», apunta Bossis.

La psilocibina y otros psicodélicos tienen el potencial de recordarnos ese algo.

Vivimos en una época de milagros médicos, pero frecuentemente morimos solos, hambrientos de conexión y significado. Pese a que podamos desear evitarla, la muerte nos espera a todos. Lo que más importa es cómo afrontamos ese final, ya sea con aceptación, conocimiento y unión, o con ansiedad, confusión y angustia, con nuestros miedos escondidos a nuestros amigos más íntimos y nuestros familiares. El momento para la sinceridad con respecto a nuestras esperanzas a la hora de morir es ahora, antes de que la capacidad o la oportunidad nos deje con un palmo de narices.

Con independencia de tu edad o tu estado de salud, te pido que te imagines enfrentándote al final de tu vida: ¿deseas encontrarte con ese momento solo o rodeado de rostros conocidos, tomándonos de la mano en momentos de cercanía que nos perdemos con demasiada facilidad? Con todo lo que hemos ganado en movilidad y en máquinas, hemos perdido un arte de morir lleno de vínculos humanos dentro de la comunidad. Hemos desarrollado grandes visiones de conexión global, pero pese a ello seguimos siendo desconocidos en nuestra propia vida, desconectados de la experiencia directa de la muerte.

Las medicinas psicodélicas pueden ayudarnos a recuperar el arte de morir bien mientras celebramos la vida. Los psicodélicos hacen que lo luminoso sea accesible, nos ayudan a abrirnos camino por el espacio más allá de nuestro pequeño yo, donde el parentesco humano parece más real. Cuando nuestras defensas caen, encontramos un refugio en la amabilidad cariñosa. Los cuidados psicodélicos permiten que los que están muriendo abandonen esta vida como merecen cerrarse todas las vidas: con dignidad y rodeados de nuestros seres más cercanos iluminando el camino que hay por delante.

Quiero cerrar este capítulo con una pregunta de Charles Bush, que es un personaje destacado en mi pantalla de televisión interior.

«Cuando estés muriéndote, ¿quién querrás que esté ahí?», preguntaba Bush. Su respuesta fue incluso más memorable que su pregunta.

Querrás a aquellos que están absolutamente seguros de que la consciencia es expansiva, que habitan por completo en la amabilidad cariñosa, y que no tienen problemas con una intimidad completa contigo, tanto si eso significa limpiar lo que tú has ensuciado mientras estás muriéndote como darte de comer con los dedos o con una cuchara, o simplemente estar ahí en completo silencio o permitiéndote chillar aterrorizado y abrazándote mientras se reúnen contigo en completa paz y transparencia.

Aunque algunos escasos seres humanos se encuentran con estos regalos de abundante generosidad de forma natural, muchos de nosotros necesitamos formación en habilidades para encarnar este tipo de consciencia expansiva.

Lo importante, si morimos juntos, es que por lo menos uno o dos de nosotros quedemos para tomarnos de la mano e irnos. «Vayámonos juntos un ratito. Tú relájate y yo me apagaré, nos iremos juntos».

E iríamos a ese lugar sagrado (ese lugar luminoso) en el que la amabilidad cariñosa no es algo que hagas. Es quién y qué eres, donde la idea de distintos tipos de consciencia y áreas de consciencia es tan normal como podría serlo cualquier cosa, y no hay ninguna defensa contra la intimidad.

La sabiduría de Bush nos recuerda que debemos dejar espacio para una consciencia expandida y respaldarnos los unos a los otros hasta el final de la vida y quizás incluso de ahí en adelante. Adoptando los conocimientos que los psicodélicos pueden proporcionar, obtenemos acceso a la sabiduría que es tan vasta como el universo. Esta sabiduría puede ayudarnos a movernos más allá de nuestro sentido limitado del yo y a conectar con otros en momentos de intimidad que, de otro modo, nos perderíamos. En esos momentos de amabilidad cariñosa, podemos desprendernos de nuestras defensas y encontrar alivio. Mediante esta unión, la vida se abre y llega a un hermoso cierre, igual que comenzó.

Podemos morir con elegancia.

EPÍLOGO
El camino hacia adelante

En mi vida, he sido testigo de un fracaso catastrófico de las políticas desplegándose a cámara lenta: es una guerra contra la gente de color y la que lleva un estilo de vida alternativo, la llamada «guerra contra las drogas». Como psicólogo, he visto de primera mano el daño forjado mediante esta campaña equivocada. Empezó en la década de 1930, cuando Harry Anslinger, el primer comisionado de la Oficina Federal de Narcóticos, convirtió, efectivamente, en un arma las leyes contra las drogas para acosar a minorías e impulsar una agenda racista. Como guerrero jefe contra las drogas, Aslinger difundió historias escandalosas. Propagó unas insinuaciones racistas, diciendo que los afroamericanos estaban dando cocaína a mujeres blancas para tener sexo con ellas, y que los hispanos que consumían marihuana se volvían unos violadores salvajes e incontrolables. Llevó a cabo una campaña que finalmente impulsó a otros países a ilegalizar distintas sustancias, creando la arquitectura de una guerra global contra las drogas.

Antes de esta guerra contra las drogas, no padecíamos la gran epidemia de la adicción, y teníamos a médicos cuidando de la gente con dependencia a sustancias químicas.

Hemos gastado miles de millones de dólares y hemos destruido incontables vidas al ejecutar leyes contra drogas psicodélicas que son menos dañinas y adictivas que sustancias legales como el alcohol y el tabaco.

Aprendimos, de la prohibición del alcohol, que la gente seguirá consumiendo sustancias, ya sean legales o no. Cuando la prohibición terminó, la gente no bebió más o menos que antes, y el gobierno simplemente obtuvo impuestos y control. En la actualidad, la situación con la prohibición de las drogas es muy similar a la de la prohibición del alcohol, en la que ilegalizar una sustancia no hace sino generar una actividad ilegal y da lugar a imperios del crimen. Como resultado de esta política gubernamental fallida, tenemos cárteles de las drogas con tanto dinero y poder que han reemplazado a gobiernos enteros y compiten con otros gobiernos por el control del territorio.

Además, Anslinger hizo que las fuerzas policiales de las naciones pasaran de ser oficiales de paz a encargados violentos de hacer cumplir leyes injustas. Generalmente acosaban a minorías y comunidades vulnerables.

Tal y como me dijo el teniente de policía Sarko Gergerian: «La vigilancia policial relativa a estas leyes ha dañado moralmente a muchos miembros del personal que es el primero en intervenir en casos de emergencias».

De manera irónica, ahora estamos tratando a los mismos agentes de policía que se han visto afectados psicológicamente por el TEPT en el cumplimiento de su deber con las mismas sustancias a las que se les ha asignado la tarea de ejercer la vigilancia policial durante los últimos más de ochenta años.

A medida que el paisaje alrededor de los psicodélicos cambie, deberemos estar preparados con los contextos y marcos adecuados para un tratamiento seguro y eficaz. Es importante que reflexionemos y dediquemos atención a facilitar esta transición (el nacimiento de un nuevo campo de la medicina), procedente del renacimiento de las investigaciones que han estado teniendo lugar estos últimos diez años.

EL PANORAMA LEGAL CAMBIANTE RELATIVO A LOS PSICODÉLICOS

De todos los psicodélicos, la MDMA parece que es el que es más probable que vea su estatus legal modificado primero. Gracias a la compleción exitosa de ensayos clínicos de fase 2 y los resultados prometedores de los ensayos clínicos de fase 3 que se están llevando a cabo ahora, la MDMA podría ser aprobada por la FDA para el tratamiento del estrés postraumático antes de que este libro se publique a finales de 2024.

254

Pasar a la MDMA de la Lista 1 de sustancias controladas por la DEA a la Lista 2 o la Lista 3 podría permitir que sea administrada legalmente por médicos y terapeutas.

Algunos partidarios publicitan los beneficios del cambio de categoría de la MDMA, imaginando que hará que ésta esté disponible para su uso recreativo; pero tal y como advierte Andrew Penn: «La aprobación por parte de la FDA no hace que la MDMA sea legal para su uso general, y puede que eso decepcione a algunas personas».

La MDMA seguiría siendo una sustancia controlada, disponible sólo a través de clínicas especializadas y profesionales formados. Penn me explica que cambiar a la MDMA de categoría será como las regulaciones relativas a los anestésicos quirúrgicos o la buprenorfina para la adicción a los opioides: será legal con fines médicos, pero se administrará en un entorno específico.

Los controles normativos se determinarían como parte de una Estrategia de Evaluación y Mitigación de Riesgos (EEMR) que regule cómo puede prescribirse y usarse el fármaco. Por ejemplo, los pacientes que usan Spravato, un aerosol nasal que contiene ketamina, deben someterse a dos horas de observación tras la administración del tratamiento. Podemos esperar unas precauciones similares en el caso de la MDMA.

El cambio de categoría es una victoria, pero no supone una legalización total. La MDMA seguirá estando firmemente regulada, aunque este marco también puede tranquilizar a los pacientes y a los profesionales con respecto a su administración segura.

El bombo publicitario sobre la legalización suele pasar por alto estos importantes matices.

Con el cambio de categoría, la institución médica y las compañías farmacéuticas están en posición de ganar un cierto grado de control sobre los psicodélicos.

Algunos consideran que esto supone una amenaza para limitar el acceso, generando un «sacerdocio» que vigile estas medicinas. Sin embargo, la regulación también ayuda a asegurar la calidad de la medicina y de los cuidados. Tal y como argumenta Grob, un investigador de la UCLA, los terapeutas requieren de una formación adecuada y de autorización para gestionar con responsabilidad los tratamientos con sustancias psicodélicas.

«Sin embargo, mis puntos de vista tienden a virar un poco hacia lo conservador», me dice Grob.

«La ventaja de un profesional de la salud formado, de un profesional de la salud mental formado, es que hemos visto mucha psicopatología, y si prestamos atención, nos volvemos buenos a la hora de identificarla cuando la vemos», me dice.

La autorización también impide un comportamiento imprudente, cosa que sucedería si los terapeutas asumieran riesgos. Si rompen las normas, se arriesgan a perder su licencia. Ése no es el caso de muchos terapeutas clandestinos, que pueden enfrentarse a ser sancionados penal o civilmente, pero que quizás tengan poco que perder si carecen de activos físicos.

Para aquellos a los que les preocupe que la profesión médica pueda estar intentando crear un cártel o un monopolio sobre los psicodélicos con receta, las setas que contienen psilocibina aportan un interesante caso práctico. La psilocibina, que es tan orgánica como el cannabis, puede cultivarse fácilmente y puede regularse como muchos fármacos sintéticos.

La institución médica puede ganar un cierto control sobre el acceso a compuestos de psilocibina sintéticos, pero la psilocibina natural seguirá siendo difícil de regular. Los pacientes pueden decidir someterse a un tratamiento poniéndose en las manos de un profesional autorizado, usando setas de calidad farmacéutica o alternativas sintéticas, o pueden encontrar un guía clandestino y cultivar su propio suministro.

LA LEGALIZACIÓN FRENTE A LA DESPENALIZACIÓN: REGULAR LA CALIDAD DE LOS CUIDADOS

Nos encontramos en un momento de transición con los psicodélicos. Las sustancias psicodélicas siguen siendo ilegales según la ley federal, aunque algunas ciudades y estados de Estados Unidos han despenalizado algunas de ellas. La despenalización significa que las jurisdicciones acuerdan no enjuiciar actos ilegales, pero actualmente no hay directrices implementadas sobre quién puede administrar estas sustancias. En contraste, la legalización reemplaza a la despenalización permitiendo que la regulación asegure la seguridad, además del enjuiciamiento de aquellos que violen estas regulaciones.

Creo que las personas tienen derecho a ingerir lo que sea que elijan, siempre que no hagan daño a otros. Los matarratas y la heroína, por ejemplo, son peligrosos, pero las personas tienen derecho a usarlos. La ley existe para evitar los daños a los demás, y no para regular la intoxicación personal o los estados alterados de la mente.

La legalización permitiría unas directrices concretas con respecto a quién puede administrar psicodélicos. Conducir un coche es legal, pero requiere de un permiso para asegurar la seguridad. De forma similar, legalizar la psilocibina permitiría que fuera recetada por aquellos con una autorización.

La despenalización por sí sola genera un riesgo de prácticas peligrosas, pero un modelo medicalizado restrictivo también se arriesga a limitar el acceso a los pacientes que más lo necesitan.

La institución médica podría disponer de incentivos para limitar la competencia. Katherine MacLean expresa sus sospechas sobre el súbito interés de la comunidad médica por los psicodélicos.

«Mi visión para la gente y el planeta es que descubran la forma más segura y amable de practicar liberarse de sus miedos –dice–, tanto si eso implica a los psicodélicos o alguna otra cosa».

También debemos ampliar el acceso a opciones más asequibles, como la terapia de grupo y nuevas categorías de profesionales autorizados, como por ejemplo «*coaches* psicodélicos», que puede que no posean una autorización oficial, pero que estén formados para ayudar a la gente a abrirse camino a través de sus miedos y otras dificultades que puedan surgir durante una experiencia psicodélica.

Los modelos legales y de despenalización pueden coexistir: por ejemplo, que los médicos receten psilocibina, pero que personas que no sean médicos la administren sin ser enjuiciados. Basándonos en las tendencias en Oregón, Colorado y California, puede que veamos cómo buena parte de Estados Unidos despenaliza los psicodélicos antes de legalizarlos. Unas diecisiete ciudades estadounidenses ya han despenalizado la psilocibina.

NUEVOS MODELOS PARA LA TRANSFORMACIÓN

Una vez que sea legal hacerlo, la MAPS planea formar a veinticinco mil guías psicodélicos. Tener guías (certificados o clandestinos) requiere de menos formación que tener médicos, reduciendo así el coste del tratamiento, y las nuevas categorías de profesionales autorizados pueden satisfacer la demanda allá donde escaseen los psiquiatras. Sin embargo, debemos evitar el bombo publicitario de los psicodélicos como panacea y, en lugar de ello, debemos transitar este nuevo camino con cuidado.

El escritor Don Lattin nos advierte: «Los psicodélicos no salvaron al mundo en la década de 1960 y no lo harán en la de 2020».

Pese a ello, Lattin sigue viendo un mundo lleno de potencial. Recomienda observar cómo los grupos religiosos incorporan psicodélicos en su comunidad y sus rituales. «He estado yendo a distintas iglesias que están formándose o emergiendo ahora. Creo que ésa es un área interesante en la que fijarse», dice Lattin.

Los psicodélicos han estado entretejidos, desde hace mucho tiempo, con la búsqueda espiritual, aunque frecuentemente de forma clandestina. Hunt Priest, fundador de Ligare, representa una apertura creciente alrededor de los psicodélicos en contextos religiosos. Cree que los psicodélicos, que catalizaron su visión, harán eco incluso entre los cristianos recelosos con respecto a las «drogas». Mediante la educación y los retiros aspira a ampliar el acceso a enteógenos como ayuda para el crecimiento espiritual.

Priest no imagina a los psicodélicos reemplazando a los sacramentos usuales de los domingos por la mañana como hacen algunos predicadores más radicales. En lugar de ello, imagina retiros donde los cristianos puedan encontrarse con lo divino e integrar lecciones psicodélicas en su vida cotidiana. Visualiza retiros de cinco días de duración que incluyan el estudio de la Biblia, la oración, la meditación y los sacramentos de la tradición cristiana y los psicodélicos.

«El tercer día, podría facilitarse una experiencia con psilocibina —dice—. La psilocibina se presta bien al contexto de un retiro, ya que sus efectos duran sólo unas seis horas».

Los últimos días del retiro implicarían la integración de conocimientos de la experiencia psicodélica en la vida cotidiana. Al igual que los profetas del Antiguo Testamento que regresaban de encuentros divinos con Dios, los participantes en retiros psicodélicos discernirán cómo aplicar las revelaciones sobre sí mismos, Dios y los demás.

«Intentas averiguar cómo vivir tu vida sabiendo lo que has experimentado, afirma Priest. Al igual que Moisés descendió del monte Sinaí transformado, los asistentes a retiros bajan de la montaña y regresan la mundo real equipados con lecciones para el viaje que tienen por delante.

Priest aspira a poner a disposición de todo el que lo busque, y no sólo de una pequeña elite, esta comunión psicodélica. «Esto no consiste en el beneficio, la propiedad o el control –dice–. Consiste en aportar sanación a todo aquel que la desee».

Mediante la educación y predicando con el ejemplo, Priest espera ver a más instituciones religiosas convencionales adoptando este camino de riesgo y revelación.

De forma similar, Thomas Roberts, el primer profesor en dar un curso con créditos para la consecución de un grado universitario sobre estudios psicodélicos, cosa que hizo en la Universidad del Norte de Illinois, está intentando interesar a un grupo de hombres de su Iglesia en esta idea.

Roberts también cree que la gente mayor en particular se beneficiaría de la educación en el uso responsable de los psicodélicos. «He dado varios cursos sobre la psicodelia a grupos de nuestro centro de mayores local, con una nutrida asistencia –dice–. Los mayores son grandes alumnos. Asisten porque quieren aprender».

Educando a nuevos grupos profesionales para que suplementen el trabajo de los profesionales de la salud mental, asentamos una red integrada para satisfacer la demanda de medicina psicodélica de forma responsable.

ACERCA DE LA VEJEZ:
REFLEXIONES DE UN ANCIANO PSICODÉLICO

El verdadero antídoto para la angustia al final de la vida no consiste simplemente en la aceptación de la muerte, sino en vivir la vida al máximo, a cualquier edad. El filósofo romano Cicerón, en su ensayo «Acerca de la vejez», argumentaba que la segunda mitad de la vida, independientemente de lo larga que sea, ofrece abundantes oportunidades para el sentido y la realización.

Para Cicerón, la vejez no tiene por qué ser un momento de declive, sino una cima de sabiduría y vitalidad.

«Mi hogar no sólo está lleno, sino que está rebosante de visitantes», escribe. Incluso en los últimos años de la vida de alguien, las conexiones y contribuciones satisfactorias siguen siendo posibles.

También prescribe una vida activa, basada en los amigos y la familia, el ejercicio y pasatiempos significativos. Cicerón urgía a los ancianos a que conservaran su vigor y su entusiasmo, a que siguieran aprendiendo y a que cultivaran amistades de las distintas generaciones. Por encima de todo, aconsejaba la participación continua en los asuntos públicos.

«La vejez —escribía Cicerón— sólo será respetada si lucha por sí misma, conserva sus derechos, no se somete a nadie y gobierna sus dominios hasta su último aliento».

Los psicodélicos, al usarlos sabiamente, pueden ayudar a la gente mayor a mantener el tipo de implicación dinámica que Cicerón describía. Mediante la superación de la ansiedad y el apego excesivos, los psicodélicos permiten que la gente viva cada día al máximo, durante todo el camino hasta el final.

Mi propia vitalidad actual, con ochenta y cinco años, procede en parte de las sesiones psicodélicas, que me han mostrado repetidamente que la consciencia existe más allá del cuerpo. Esta actitud me libera para vivir con plenitud, aprovechando cada día como el regalo que es.

Pese a ello, y una vez más, los psicodélicos no son una panacea. Las experiencias psicodélicas proporcionan vistazos de realidades más profundas, pero debemos llevar a cabo el trabajo para actualizarlos. Los cambios duraderos en la forma en la que nos implicamos en la vida requieren de una integración rigurosa después del viaje psicodélico. No podemos, simplemente, dar pasos ligeros en nuestro camino hacia la realización.

La propuesta de Cicerón se aplica aquí: el aprendizaje continuado, el servicio, el ejercicio, la moderación y los vínculos sociales nos fortalecen para envejecer con fuerza y propósito. Por lo tanto, aunque superar el miedo a la muerte es crucial, la clave para envejecer bien es vivir plena y profundamente.

Mi esperanza es que estas medicinas psicodélicas se vuelvan cada vez más disponibles. Con unos contextos y una orientación adecuados pueden desbloquear y desbloquearán la sabiduría y la vitalidad reprimidas a cualquier edad.

Sin embargo, este renacimiento psicodélico requiere que caminemos con cuidado. A medida que las leyes y las actitudes cambien, deberemos equilibrar la seguridad y el acceso, protegiéndonos de las restricciones draconianas y las libertades insensatas. Las comunidades, los profesionales y los legisladores deben desempeñar sus papeles.

Probablemente habrá contratiempos entre el progreso. Las plantas y las sustancias químicas psicodélicas son herramientas que pueden sanar en profundidad, pero también pueden ser muy disruptivas si se usan de manera inadecuada. Es tarea nuestra avanzar con juicio y evitar dar un bombo publicitario excesivo a los beneficios.

Pese a ello, el sufrimiento que abordan los psicodélicos está tan extendido y es tan devastador que su supresión continua no puede justificarse. Los epidemiólogos me informan de que entre el 30 y el 40 % de Estados Unidos sufre de ansiedad y depresión. Espero que en lo que me queda de vida una regulación legal adecuada permita a profesionales formados recetar estas medicinas, que abordan esta enfermedad / desasosiego emocional.

Tal y como dice mi amigo el teniente de policía Sarko Gergerian: «Qué país más maravilloso en el que vivimos en el que disponemos de libertades y derechos que son sagrados y están recogidos en nuestra Constitución y en nuestros documentos fundadores. Éste es uno de los países más maravillosos del mundo, en mi opinión, y merece reverencia y cuidado, y debemos seguir trabajando para hacerlo mejor todos nosotros».

Y a medida que las leyes evolucionan, cada uno de nosotros debe cuidar de su mente, cuerpo y relaciones con deliberación. En lugar de aceptar la mortalidad cuando llegue, estamos llamados a implicarnos vigorosamente en cada precioso día que nos es concedido. Ojalá nuestras políticas, comunidades y elecciones cotidianas reflejen y honren todas, de manera creciente, esta visión sagrada de cada uno de nosotros teniendo una vida bien empleada.

Al concluir este capítulo y este libro, regreso a la esperanza: la esperanza del final de las políticas represivas que provocan un sufrimiento amplio e innecesario, y la esperanza de permitir el acceso a la sanación efectiva que ofrecen las medicinas psicodélicas. La esperanza de que podamos construir una sociedad que honre lo sagrado de cada vida.

Y por último, pero siempre en primer lugar, conservo la esperanza de que creemos una alternativa a nuestro sistema financiero capitalista, que favorece, intrínsecamente, a muy pocos y lo hace infligiendo un daño devastador a la mayoría.

Conclusión

Hay ocasiones en nuestra vida en las que cada uno de nosotros seremos llamados para decidir si deseamos, o no, ingerir e introducir en nuestro ser una sustancia extraña, llamada medicina, con el fin de fomentar nuestro bienestar psicosocial. Tomamos la medicina con la esperanza de conseguir alivio o la curación. Cada uno de nosotros toma la decisión de tomar la medicina a nuestra propia manera. Algunos de nosotros confiamos en los expertos, con frecuencia llamados doctores. Algunos de nosotros confiamos en el folclore o en lo que reportan otros que han tomado la medicina. Algunos de nosotros vamos a lo fácil con Internet e investigamos sobre la medicina lo mejor que sabemos. Algunos hacen todo lo anterior e incluso más. Cada uno de nosotros hace una apuesta sobre si ingerir la medicina o no que se basa en nuestra relación percibida entre la recompensa y el riesgo. Cierto porcentaje de la población se ve influido tan fácilmente por la opinión de «líderes» que los ingresos en las salas de urgencias de Estados Unidos por intoxicaciones aumentaron significativamente después de que Donald Trump anunciara a los estadounidenses que los desinfectantes curaban la COVID.

La gran mayoría simplemente sigue la prescripción de su médico y toman lo que su facultativo les dice que tomen.

Y ahora llega una nueva medicina llamada psicodélica que afecta al cuerpo, la mente y el espíritu y trae consigo las mayores esperanzas junto con una reputación controvertida.

La mismísima noción de tomar una medicina psicodélica será aceptada de forma muy distinta dependiendo de lo que la cultura estuviera promoviendo durante los años formativos de alguien. Para aquéllos que aceptaron el bombo publicitario en los medios sobre que la gente que tomaba psicodélicos se lanzaba al vacío desde edificios, tomar un psicodélico mientras se tiene miedo a morir equivaldría a saltar desde un avión como forma de superar el miedo a las alturas (en una ocasión traté a una persona con fobia a volar en un vuelo comercial de una aerolínea).

En el otro extremo del continuo cultural están esas decenas de millones de personas que han experimentado con psicodélicos y reconocen su potencial valor de potenciación de la salud.

Y tenemos a la gran mayoría de la ciudadanía, que se encuentra en medio y que está honestamente indecisa.

Para aquellos que, por una infinidad de razones, no hayan sucumbido al catastrofismo y que, en lugar de ello, busquen verse orientados por la ciencia, tal y como se referencia a lo largo de todo este libro, y para aquéllos que simplemente sean valientes por naturaleza, las medicinas psicodélicas al final de la vida, especialmente para aquellos que sientan malestar o angustia por el hecho de morir, son una opción de gran valor.

Referencias bibliográficas

ANDERSON, B. T.; DANFORTH, A.; DAROFF, R. *ET AL.* (2000): «Psilocybin-assisted group therapy for demoralized older long-term AIDS survivor men: An open-label safety and feasibility pilot study», *EClinical Medicine,* vol. 24, n.º 27 (septiembre): 100538.

BABYAK, M.; BLUMENTHAL, J.; HERMAN, S.; KHATRI, P.; DORAISWAMY, M.; MOORE, K.; BALDEWICZ, T.; KRISHNAN, R. y CRAIGHEAD, E. (2000): «Exercise treatment for major depression: Maintenance of therapeutic benefit at 10 months», *Psychosomatic Medicine*, vol. 62, n.º 5, pp. 633-638 (septiembre-octubre).

BARIBEAU, R.: *Winds of spirit: Ancient wisdom tools for navigating relationships, health, and the Divine.* Hay House, Carlsbad (California), 2018.

BAUM, D. (2016): «Legalize it all», *Harper's Magazine* (abril).

BUCHANAN, J. H. (2022): *Processing reality: Finding meaning in death, psychedelics, and sobriety.* Cascade Books, Eugene (Oregón).

BYOCK, I (2012).: *The best care possible: A physician's quest to transform care through the end of life.* Avery, Nueva York.

—: (2012): «Taking psychedelics seriously», *Journal of Palliative Medicine,* vol. 21, n.º 4, pp. 417-421 (1 de abril).

CARHART-HARRIS, R. L.; BOLSTRIDGE, M.; DAY, C. M. J. *ET AL.* (2018): «Psilocybin with psychological support for treatment-resistant depression: Six-month follow-up», *Psychopharmacology,* vol. 235, n.º 2, pp 399-408.

CDC (2022): «Overweight and obesity: Adult obesity facts», página web del CDC. Último acceso: 9 de marzo, 2023.

Compass Pathways (2021): «Open-label study of COMP360 psilocybin therapy for depression in cancer patients demonstrates feasibility of simultaneous psilocybin administration in small groups», página web de Yahoo Finance, 20 de octubre.

Daws, R. E.; Timmermann, C.; Giribaldi, B.; Sexton, J. D.; Wall, M. B.; Erritzoe, D.; Roseman, L.; Nutt, D. y Carhart-Harris, R. (2022): «Increased global integration in the brain after psilocybin therapy for depression», *Nature Medicine,* vol. 28, pp. 844-851.

Dickler, J. (2023): «62% of Americans are still living paycheck to paycheck, making it "the main financial lifestyle," report finds», página web de la CNBC (31 de octubre).

Garcia-Romeu, A.; Alan K. Davis, Fire Erowid, Earth Erowid, Roland R. Griffiths, Matthew W. Johnson (2019): «Cessation and reduction in alcohol consumption and misuse after psychedelic use», *Journal of Psychopharmacology,* vol. 33, n.º 2, pp.1088-1101 (septiembre).

Griffiths, R.; Johnson, M. W.; Carducci, M. A.; Umbricht, A.; Richards, W. A.; Richards, B. D.; Cosimano, M. P.; Klinedinst, M. A. (2016): «Psilocybin produces substantial and sustained decreases in depression and anxiety in patients with life-threatening cancer: A randomized double-blind trial», *Journal of Psychopharmacology,* vol. 30, n.º 12, pp. 1181-1197 (diciembre).

Griffiths, R.; Richards, W. A.; McCann, U. y Jesse, R. (2006): «Psilocybin can occasion mystical-type experiences having substantial and sustained personal meaning and spiritual significance», *Psychopharmacology (Berl),* vol. 187, n.º 3, ppp. 268-283 (agosto); discusión: pp. 284-292.

Grob, C. S.; Danforth, A. L.; Chopra, G. S.; Hagerty, M.; McKay, C. R.; Halberstadt, A. L.; Greer, G. R. (2011): «Pilot study of psilocybin treatment for anxiety in patients with advanced-stage cancer», *Archives of General Psychiatry,* vol. 68, n.º 1, pp. 71-78 (enero).

Heinlein, R. (1987): *Stranger in a strange land.* Ace, Nueva York. (Trad. cast.: *Forastero en tierra extraña.* Círculo de Lectores: Barcelona, 1998).

Hood R. W. Jr. y Morris, R. J. (1983): «Toward a theory of death transcendence», *Journal for the Scientific Study of Religion,* vol. 22, n.º 4, pp. 353-365.

Huxley, L. (1963): Carta a Julian Huxley (8 de diciembre). Disponible en la página web de la Library of Consciousness bajo el título «A beautiful death».

Lattin, D. (2010): *The Harvard Psychedelic Club: How Timothy Leary, Ram Dass, Huston Smith, and Andrew Weil killed the fifties and ushered in a New Age for America.* HarperOne. (Trad. cast.: *El club psicodélico de Harvard: la historia de cuatro hombres que cambiaron para siempre la manera en la que entendemos el mundo y la mente.* Errata Naturae: Madrid, 2023).

— (2023): *God on psychedelics: Tripping across the rubble of old-time religion.* Apocryphile Press, Berkeley (California).

Khamsehzadeh, J. (2022): *The psilocybin connection: Psychedelics, the transformation of consciousness, and evolution on the planet.* North Atlantic Books, Berkeley (California).

MacLean, K. (2023): *Midnight water.* Green Writers Press, Brattleboro (Vermont).

MacLean, K. A.; Johnson, M. W. y Griffiths, R. (2011): «Mystical experiences occasioned by the hallucinogen psilocybin lead to increases in the personality domain of openness», *Journal of Psychopharmacology,* vol. 25, n.º 11, pp. 1453-1461.

MacLean, K. A., Leoutsakos, J.-M. S. y Griffiths, R. (2012): «Factor analysis of the mystical experience questionnaire: A study of experiences occasioned by the hallucinogen psilocybin», *Journal for the Scientific Study of Religion,* vol. 4, pp. 721-737.

Marinacci, M. (2023): *Psychedelic cults and outlaw churches.* Park Street Press, Rochester (Vermont).

Miller, R. L. (2017): *Psychedelic medicine: The healing power of LSD, MDMA, psilocybin and ayahuasca.* Park Street Press, Rochester (Vermont).

— (2022): *Psychedelic wisdom: The astonishing rewards of mind-altering substances.* Park Street Press, Rochester (Vermont).

Mitchell, J. M.; Ot'alora, G.; van der Kolk, B. *et al.* (2023): «MDMA-assisted therapy for moderate to severe PTSD: A randomized, placebo-controlled phase 3 trial», *Nature Medicine,* vol. 29, pp. 2473-2480.

Moreno, F. A.; Wiegand, C. B.; Taitano, E. K. y Delgado, P. L. (2006): «Safety, tolerability, and efficacy of psilocybin in 9 patients with obsessive-compulsive disorder», *Journal of Clinical Psychiatry,* vol. 67, n.º 11, pp. 1735-1740 (noviembre).

NICHOLS, D. E. (2006): «Commentaries and editorial on article by Griffiths *et al.* "Psilocybin can occasion mystical-type experiences having substantial and sustained personal meaning and spiritual significance"», *Psychopharmacology,* vol. 187, n.º 3, pp. 268-269.

POLLAN, M. (2018): *How to change your mind.* Penguin, Nueva York. (Trad. cast.: *Cómo cambiar tu mente.* Miniserie de Netflix, 2022.

PSYCHEDELIC SUPPORT NETWORK (2023): «How to join a psychedelic clinical trial». Página web de la Psychedelic Support Network. Último acceso el 7 de febrero, 2023.

RAISON, C. L.; SANACORA, G.; WOOLLEY, J. *ET AL.* (2023): «Single-dose psilocybin treatment for major depressive disorder A randomized clinical trial», *JAMA,* vol. 330, n.º 9, pp. 843-853.

ROBERTS, T. (2019): *MindApps: Multistate theory and tools for mind design.* Park Street Press, Rochester (Vermont).

ROSS, S.; BOSSIS A.; GUSS, J. *ET AL.* (2016): «Rapid and sustained symptom reduction following psilocybin treatment for anxiety and depression in patients with life-threatening cancer: A randomized controlled trial», *Journal of Psychopharmacology,* vol. 30, n.º 12, pp. 1165-1180.

SJÖSTEDT-HUGHES, P. (2015): *Noumenautics: Metaphysics–meta-ethics–psychedelics.* Psychedelic Press, Reino Unido.

— (2021): *Modes of sentience: Psychedelics, metaphysics, panpsychism.* Psychedelic Press, Reino Unido.

— (2023): «On the need for metaphysics in psychedelic therapy and research», *Frontiers in Psychology,* vol. 14 (30 de marzo), 1128589.

WIT, H. DE (2006): «Towards a science of spiritual experience», *Psychopharmacology,* vol. 187, p. 267.

WOOLLEY, J. (2021): «Psilocybin therapy for depression and anxiety in Parkinson's disease: A pilot study», ID NCT04932434. Página web UCSF Clinical Trials. Último acceso el 9 de marzo, 2024.

Índice analítico

269

Índice